COME MIGLIORARE IL TUO METABOLISMO

*Piccola guida su tutto ciò
che nessuno ti ha detto sul metabolismo*

DCOMEDIETA.COM

PRIMA PARTE.

TUTTO QUELLO CHE CREDI DI SAPERE SUL METABOLISMO È NIENTE RISPETTO A COME FUNZIONA *DAVVERO* IL METABOLISMO

Se siete arrivati qui, è perché volete risolvere un puzzle chiamato metabolismo. E io vi spiego cosa potete fare non solo per capirci di più in termini generali, ma anche per scoprire come mantenere un metabolismo sano e mantenerlo per sempre. Ho creato il sito Dcomedieta.com allo scopo di realizzare il più grande archivio di diete, per poi estendere il campo a notizie e curiosità sul mondo della nutrizione e del benessere a tutto tondo.

Sono consapevole che la maggior parte delle persone voglia dimagrire, e alcune sono letteralmente ossessionate dall'idea non solo di rientrare in un certo canone estetico, un ideale rappresentato da un numero sulla bilancia o da una taglia. Ma anche di volerci riuscire senza sforzi, agendo sul metabolismo in modo da aumentarlo e potersi permettere di mangiare tutto ciò che si vuole senza ingrassare, o, addirittura dimagrendo.

Ebbene, su questo sogno in genere si basano le maggiori truffe nel campo del dimagrimento.

Un tempo, queste truffe si leggevano solo sui giornali: una piccola scritta in basso informava il lettore che l'articolo era a scopo promozionale (ovvero era una pubblicità), mentre si raccontava la storia di una donna comune e del suo prima e dopo. Le era bastato scoprire in un viaggio o grazie a una dottoressa di un'importante clinica privata il segreto per dimagrire bruciando tutto ciò che si mangia: e in genere questo segreto era un intruglio da sciogliere in acqua o delle pillole a base di erbe.

Oggi, grazie alla dimensione di internet e dei social network, c'è gente che è riuscita persino a vendere acqua in minuscole boccette, chiamandola "gocce dimagranti".

Per esempio è stato il caso di due donne scozzesi residenti negli Stati Uniti, Helen Buchan e Carol Wiseman, che hanno guadagnato milioni di euro vendendo boccette che contenevano acqua e aceto.

Sono state condannate anni fa, sì, ma sono state multate per soli 820 mila dollari.

E il resto?

Evidentemente truffare conviene, e quindi internet abbonda di truffatori che vendono in un Paese ma vivono in un altro, creano compagnie fittizie e chi più ne ha più ne metta.

A questo punto chiederete: sì, va be', ma chi ci casca?

Ebbene, molte persone comprano semplicemente perché le hanno provate tutte, a partire dalla dieta tradizionale ipocalorica, in genere mediterranea, prescritta da un medico, per finire con anni di diete usa e getta, passaparola, acquisto di prodotti tutto sommato economici, venti euro lì, trenta là.

E questo perché, pur essendoci ampia informazione sulle corrette linee guida alimentari, sulla sana alimentazione, sulle cose da fare e da non fare, ogni anno le case editrici sfornano libri che parlano di "Metodi", il primo problema delle persone è passare dalla teoria alla pratica.

E spesso la teoria è anche il foglio stampato che vi dà il dietologo e il nutrizionista: perché?

Perché farla, avere la motivazione per mandarla avanti, sentirsi frustrati perché non sempre la bilancia ci dà il numero che vorremmo, è un lavoro a tempo pieno.

E così, si viene a sapere dell'amica che ha perso venti chili con una dieta alternativa e si pensa: perché no? Si abbandona la cosiddetta "retta via", la strada intrapresa con il medico dietologo o il nutrizionista, per sperimentare, perché, chi lo sa, magari si ha successo in altro modo.

Questo a lungo andare porta alcune persone a trasformarsi in cronici della dieta dimagrante. E, chiaramente, il metabolismo ne risente: maggiore è la privazione calorica, minore è la produzione di triiodotironina, l'ormone attivo della tiroide, anche detto T3, che, come dice il nome stesso, è composto da tre atomi di iodio

Ed ecco perché le diete ormonali e gli integratori a base di iodio o altre sostanze che stimolano la tiroide sono i miraggi alternativi di chi sta cercando ancora di capire come dimagrire agendo sul metabolismo. E sì, perché oltre a quello che mettiamo nel piatto e alle calorie o energia che introduciamo, anche gli ormoni hanno la loro importanza quando si parla di metabolismo.

Ma avrai anche sentito dire che la composizione corporea, ovvero la maniera in cui le masse magra e grassa sono distribuite nel tuo corpo, e in che percentuale, influiscono sul metabolismo. E che più massa muscolare si ha più si brucia. (Questo è in parte un falso mito, ma ne parleremo nella sezione dei Falsi Miti sul Metabolismo, e ne leggerai delle belle).

E infine avrai sentito dire che anche il sistema immunitario è correlato al metabolismo: che esistono carenze nutrizionali che hanno un impatto negativo su di esso. E come non parlare del fattore digestivo? L'assimilazione degli alimenti, il microbiota…

Se siete arrivati fino a qui, vi sarete resi conto già di una prima cosa. Che i fattori che influenzano il metabolismo sono tanti. E io ve ne ho citati solo alcuni, non tutti. Eh sì, perché in genere pensiamo al metabolismo umano in una maniera quasi lineare. Metabolismo lento o veloce; catabolismo e anabolismo; metabolismo basale e totale.

Ma purtroppo i processi metabolici non sono così facilmente etichettabili.

Se dovessimo fare un grafico che contiene tutti i processi (pathway, in inglese li definiscono "percorsi") metabolici alla base del solo metabolismo umano, otterremo questa immagine creata da Evans Love[1].

---

[1] Evans Love, CC BY-SA 4.0 <https://creativecommons.org/licenses/by-sa/4.0>, via Wikimedia Commons

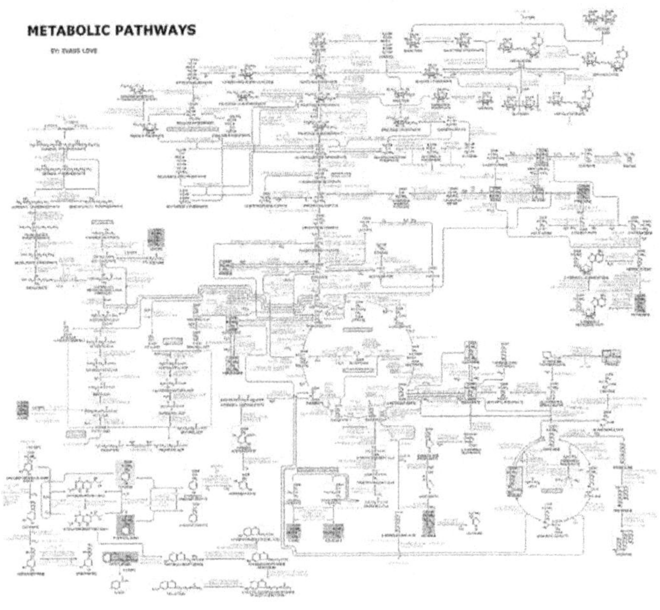

Adesso che avete una vaga idea di cosa sia il metabolismo umano, in pratica un incrocio tra le mappe delle metropolitane di Londra, Parigi, New York e Tokyo, capite bene che TUTTO, davvero TUTTO, può influenzare questi processi. E che, come per un effetto domino, provare a venirne a capo di uno, per esempio prendendo un integratore, una molecola, potrebbe avere un effetto su altri dieci, non sempre in positivo.

Ma perché scrivo che TUTTO influenza il nostro metabolismo?

Perché il metabolismo è un insieme di processi che sono finalizzati all'omeostasi, quindi a uno stato che possiamo definire di equilibrio, al fine di mantenerci vivi nel corso del tempo. Ma poiché viviamo in un ambiente che ci influenza e di cui siamo parte, noi non siamo una scatola chiusa: il nostro metabolismo è un sistema adattivo e non è mai uguale a sé stesso. Cambia di ora in ora.

Per questo è tanto difficile arrivare a un modello teorico che soddisfi tutti quanti: perché la persona, come individuo, vive l'ambiente in un modo diverso da tutte le altre. E quindi, se non capisci come TU puoi funzionare, come TU rispondi all'ambiente, la tua storia, le tue abitudini, e via discorrendo, nessun metodo ti può dare la garanzia di ottenere quel che desideri e mantenerlo per il resto della vita.

Attenzione.

Non sto dicendo che *nessuna dieta funziona*, sto solo dicendo che anche il discorso *calories in/calories out* è troppo riduttivo, e non tiene in conto che il metabolismo è fatto in modo tale da permetterti di sopravvivere anche con poche calorie, cercando di adattarsi per farti bruciare meno o provando in molti modi a farti assimilare più calorie possibili.

E questo è un altro grosso problema: le persone come te che leggi passano una buona parte del loro tempo nel tentativo di essere innanzitutto ascoltate.

E dall'altra parte troverai di sicuro un/a personal trainer, un influencer, un medico, un/a nutrizionista, un/a farmacista, l'amico/a che è superesperto/a, che ti diranno che quello che tu credi del tuo corpo è falso.

In realtà non è così.

Magari lo esponi male, ma tutti quelli che dicono che ingrassano anche solo bevendo acqua non stanno mentendo. Non tutte, almeno. Né stanno per forza barando su quanto mangiano.

Pensa che esiste persino un disturbo del comportamento alimentare che è un tipo di anoressia che colpisce le persone sovrappeso. Se nell'anoressia normale il peso corporeo molto basso è uno dei parametri che possono portare alla diagnosi del disturbo, l'anoressia atipica è un disturbo del comportamento alimentare di cui sono affette persone normopeso e sovrappeso.

Perché allora non sono magre?

Perché queste persone hanno metabolismi più efficienti (che è il termine corretto che in genere tu identifichi con "lenti") della norma. Esistono tipi di resilienza metabolica difficili da individuare

Per esempio, alcune persone obese sono tali per effetto compensativo da stress[2], ovvero esiste una maggiore sensibilità ai danni dello stress che causa un aumento di peso per risposta. Altri fattori in gioco possono essere il quoziente respiratorio cellulare, per cui alcune persone hanno basso quoziente respiratorio e difficoltà quindi a bruciare in particolar modo i carboidrati, che vengono più facilmente stoccati in grasso; altre persone mancano di una biodiversità microbiotica, ovvero hanno una flora batterica poco varia.

---

[2] McInnis, C. M., Thoma, M. V., Gianferante, D., Hanlin, L., Chen, X., Breines, J. G. & Rohleder, N. (2014). Measures of adiposity predict interleukin-6 responses to repeated psychosocial stress. *Brain, behavior, and immunity, 42*, 33-40.

C'è stato persino un caso di una donna a cui mancava un certo ceppo batterico e che aveva sviluppato una infezione cronica intestinale che il suo corpo non riusciva a debellare. Dopo un trapianto fecale da donatore che aveva il ceppo batterico che le avrebbe risolto naturalmente l'infezione, la donna, da sempre magra, ha iniziato ad accumulare chili senza che nessuno capisse perché il trapianto aveva scatenato questo... chiamiamolo effetto collaterale?[3] Quel ceppo di batteri non era di per sé responsabile di fare ingrassare le persone. Il donatore infatti non aveva problemi di peso.

Ricordati cosa ti ho detto prima: l'effetto domino.

E ricorda che siamo tutti diversi.

Ora però non è mia intenzione farti disperare. Credo già di averti dato delle nozioni che non avevi, curiosità che possono farti pensare. E, ti annuncio, la soluzione al tuo problema metabolico può richiedere molto

---

[3] Alang, N., & Kelly, C. R. (2015, January). Weight gain after fecal microbiota transplantation. In *Open forum infectious diseases* (Vol. 2, No. 1, p. ofv004). Oxford University Press.

tempo, e non è detto che arriverai al cento per cento della soddisfazione. Non potrai per esempio mangiare smodatamente senza mai ingrassare, per quanto, e adesso sai che è possibilissimo perché siamo tutti profondamente diversi e il metabolismo non è proprio riducibile a una sola equazione, sicuramente troverai il modo per bilanciarti e avere una vita più soddisfacente, smettendo di credere a tutti coloro che vogliono proporti soluzioni rapide che funzionano al cento per cento.

Niente funziona al cento per cento: ma tu, in qualche modo, funzioni.

E con quello che apprenderai da queste pagine e quello che tu sai di te, arriverai a un certo punto di conoscenza del tuo corpo e del tuo metabolismo che nessuno potrà mettere in discussione, e che a lungo andare ti porterà a vivere molto meglio e più serenamente il tuo corpo e il tuo rapporto con il cibo e il peso.

Ora passo di nuovo a darti del voi: magari non tu che leggi, ma tra tutti coloro che leggeranno questo libro ci sarà sicuramente qualcuno che vorrà avere qualche piano alimentare. Che, insomma, non rinuncia a una dieta.

E io a questa persona rispondo così.

Esistono dei piani alimentari che nella mia lunga esperienza come creatore di Dcomedieta.com trovo, metabolicamente parlando, più sensati di altri. Ma se inizi a provarli non farai altro che ricadere nello stesso errore che ti ha portato a maturare la curiosità di capirne di più.

Non ti fai un favore se rinunci a comprendere come puoi essere fatto/a.

Ti do un consiglio. Fermati. Per qualche giorno ferma la ricerca della dieta perfetta che trasformerà il tuo corpo in una fornace bruciagrassi (altro slogan…) e dai retta a quella vocina che intuitivamente ti ha detto di provare a capirne di più, prima.

La lettura di questo testo non ti prenderà più di un paio di ore.

Ma prima che tu intraprenda un qualsiasi nuovo percorso dimagrante, sarebbe cruciale fare tutt'altro genere di esperimenti su di te.

E poi, semmai, tentare una nuova dieta affidandoti a un professionista. Che non è e non sarà la soluzione se tu per primo/a non ti informi.

Anzi. Può anche darsi che, se segui alcuni di questi consigli e ti prendi del tempo, delle diete classiche non ne avrai assolutamente bisogno.

Ma prima di arrivare a questi consigli, proviamo a sfatare qualche mito sul metabolismo che ti farà scoprire cose che non conoscevi, e ti darà gli strumenti per valutare, anche in futuro, a cosa non credere mai. Magari risparmiando qualche soldino.

La seconda parte di questo libro, che in tutto è composto da quattro parti, è quindi dedicata ai Falsi Miti sul Metabolismo che nessuno ti dice.

E qui parliamo di roba seria. Roba che difficilmente troverai altrove.

SECONDA PARTE.

I FALSI MITI SUL METABOLISMO CHE
NESSUNO TI DICE (E MAGARI NEANCHE LO
SA)

Alcuni falsi miti sul metabolismo li considero innocui,
hanno un impatto modesto. Che qualcuno vi dica che
bere acqua e limone al mattino accelera il
metabolismo è qualcosa la cui infondatezza potete
verificare facilmente, provandolo. Ma male non fa, a
meno di non soffrire di eccesso di acidità gastrica.
Andiamo su cose un po' più importanti: tante sono le
sciocchezze che si leggono sul metabolismo, ma io ve
ne ho selezionate cinque e di ognuna di queste vi
offrirò spiegazione e fonti.

PRIMO FALSO MITO: IL METABOLISMO
RALLENTA DOPO I 25/30 ANNI

Come ho già spiegato, il metabolismo non va mai
visto in una maniera così lineare, come un motore che
vi porta da A e B e che nel tragitto perde forza.

Il nostro metabolismo, essendo adattivo, cambia nel corso della giornata, e non ci sono due soggetti che lo hanno perfettamente uguale, neanche in caso di gemelli omozigoti.

Questo perché si suppone che facciano cose diverse durante la giornata e ogni variazione è una variazione che influisce sul metabolismo di pochissimo o di tanto.

In termini molto generali, tuttavia, non è vero che il metabolismo rallenta inevitabilmente passati i 25, i 30 o i 40 anni di età. E questo lo sappiamo da anni, grazie a una ricerca che nel 2021 stabilì con certezza che il metabolismo non rallenta a queste età.

Infatti, in una ricerca che partendo dalla Duke University si è estesa ad altre università, un team di scienziati e ricercatori capitanato dal dottor Hermann Pontzer[4], ha analizzato il metabolismo totale e basale di 6421 soggetti di tutte le età, uomini e donne.

---

[4] Pontzer, H., Yamada, Y., Sagayama, H., Ainslie, P. N., Andersen, L. F., Anderson, L. J., ... & IAEA DLW Database Consortium §. (2021). Daily energy expenditure through the human life course. *Science*, *373*(6556), 808-812.

Hanno usato la tecnica dell'acqua doppiamente marcata (o acqua marcata con isotopi pesanti): una misurazione molto precisa.

Per *metabolismo totale* si intende l'ammontare dell'energia bruciata secondo una media giornaliera che tiene conto di tutti i fattori, dall'attività di routine a quella fisica fino alla digestione e alle ore di sonno.

Per *basale* invece intendiamo l'energia che ci vuole per mantenerci solamente in vita, al netto di ogni attività. Il metabolismo basale, ovvero l'energia che richiede il nostro corpo per sopravvivere, è la nostra spesa calorica maggiore, dal 50 al 75 per cento a seconda dei casi: i neonati e i bambini piccoli hanno un metabolismo basale più alto, nell'età adulta grossomodo il metabolismo basale rappresenta il 50% della spesa energetica.

La notizia sconvolgente è che dai 20 anni in poi fino ai 60 il nostro metabolismo non cambia. Zero.

In 40 anni che caratterizzano la nostra età adulta rimane lo stesso.

Infatti, ha un picco nei neonati, che sono delle vere e proprie saette metaboliche: bruciano il 50% in più di noi adulti.

Poi il metabolismo cambia nel corso della crescita riducendosi via via (seconda fase) fino ad arrivare ai 20 anni in cui si stabilizza a quello di un adulto (terza fase).

E rimane stabile dai 20 ai 60 anni.

Andropausa, menopausa, gravidanze? Non hanno effetti così sconvolgenti come credi.

Quindi non è vero che il metabolismo inizia a rallentare dopo i 30 o i 40 o i 50 anni.

I ricercatori hanno visto che si riduce dello 0,7 per cento per anno: ma questo accade solo dai 60 anni in poi e fino ai 95 anni.

Questo vuol dire che un novantenne ha il 20% in meno del metabolismo totale che aveva a sessant'anni se fa la stessa vita e ha lo stesso corpo.

Allora come si spiegano le differenze tra uomini e donne, o nelle diverse fasi della vita?

L'unico parametro che varia è quello della composizione corporea.

Questi valori trovati dai ricercatori sono al netto della massa grassa, ovvero i ricercatori non hanno considerato le variazioni di massa grassa tra i partecipanti.

SECONDO FALSO MITO: IL METABOLISMO CAMBIA TRA UOMINI E DONNE

In realtà, è sempre la stessa ricerca a sfatare in grossa parte questo altro mito. I ricercatori non hanno notato alcuna variazione nel metabolismo basale tra gli uomini e le donne dello studio. Uomini e donne, si è visto, hanno lo stesso metabolismo basale. Esistono tuttavia differenze per cui, a parità di peso e di età, un uomo brucia più calorie, in generale, di una donna: questo perché, sempre in generale, una donna ha, per lo stesso peso, una maggiore percentuale di massa grassa, che brucia meno calorie della massa magra. Ovviamente, si fa questo discorso per i soggetti sani: esistono molte condizioni di salute che hanno un'influenza decisiva sul metabolismo. Nel caso delle donne, la sindrome dell'ovaio policistico comporta un maggiore rischio di insulino-resistenza, correlata a un metabolismo basale più ridotto.

E veniamo al terzo falso mito.

Chi ha più massa magra brucia di più di chi ha più massa grassa? E quanto?

TERZO FALSO MITO:
LA MASSA GRASSA È INERTE

Si pensa che la massa grassa non comporti alcun dispendio energetico per il corpo umano, e che quindi non conti quando si parla di metabolismo. In realtà le cose non stanno proprio così: un chilo di massa magra brucia 13 calorie nell'arco di 24 ore, un chilo di massa magra brucia 4,5 calorie.

Questo spiega due cose molto interessanti, la prima delle quali vi sembrerà paradossale.

Un uomo obeso, mettiamo di 35 anni, ha in genere un metabolismo nella norma se dovessimo considerare soltanto il dispendio energetico delle masse grasse e magre: questo perché pur avendo oltre il 65 per cento di massa grassa, ha, in generale, maggiore massa corporea.

Mettiamo adesso che questo uomo pesi 150 chili: all'incirca 97 chili sono di massa grassa, il resto di massa magra in cui, ricordiamo, rientrano anche gli organi interni. Ora paragoniamolo a un atleta che per lo stesso peso abbia in totale il 10% di massa grassa, e tutto il resto massa magra. 150 chili al 10 per cento di massa grassa devi essere davvero la Montagna, in pratica sei solo muscoli. Immaginate un uomo muscolosissimo e abbastanza voluminoso, del tipo armadio. Ebbene, nel primo caso, il nostro amico obeso brucia come metabolismo basale all'incirca 1130 calorie. La Montagna di muscoli 1800 calorie a riposo. La differenza ovviamente c'è, ma va detto che nel caso dell'uomo muscoloso pesare 150 chili è un po' tanto: e come vedete in 24 ore la differenza tra i due è di quasi 700 calorie, che sono… mezza pizza ai 4 formaggi. Per questo motivo gli atleti non mangiano semplicemente smodatamente pur avendo molti muscoli, ma seguono in genere dei protocolli dietetici da abbinare al loro allenamento, e semmai si gestiscono i pasti liberi dopo una riduzione delle calorie nella maggior parte dei giorni, come "sgarri".

La massa grassa inoltre non è inerte neanche per quanto riguarda il sistema immunitario, la biochimica e via discorrendo. Infine, non tutte le masse grasse sono uguali.

Esistono tre tipi diversi di tessuti adiposi. Quello metabolicamente più attivo è presente in minima parte solo nei soggetti naturalmente molto magri, ma le aree sono visibili nettamente solo nei neonati. Si chiama grasso bruno, e ha un dispendio energetico molto elevato. Quello che noi chiamiamo massa grassa è in genere la massa formata dagli adipociti bianchi.

QUARTO FALSO MITO: I CACCIATORI-RACCOGLITORI BRUCIANO TANTISSIME CALORIE.

Tutto questo discorso finora ruota attorno a un concetto che vorrei che fosse chiaro, il più chiaro di tutti. Se comprendi questo concetto fino in fondo, non importa se non conosci tutto il metabolismo, nessuno ti saprebbe citare a memoria tutti quei pathways, e, da solo, senza tante parole, è il concetto chiave per capire che non esiste un metabolismo bloccato, non esiste un metabolismo lento per sempre o veloce per sempre. Perché in tutti e tre i casi periresti. Anzi, nel primo saresti già andato/a. La cosa che voglio che più di tutte tu comprenda è questa: il metabolismo, lo ripeto, è un insieme di processi di tipo adattativo, ovvero di volta in volta si adatta come ambiente interno a quello esterno, allo scopo di mantenere il nostro corpo in tanti microstati di equilibrio.

Adattativo. Non fermo. Non immobile. Fluido.

Immaginalo come un mare le cui correnti cambiano a seconda del tempo, del vento, dell'effetto della luna, della particolare posizione geografica e via discorrendo. Non esiste un mare sempre piatto (metabolismo lento) o sempre in tempesta (metabolismo veloce).

Quindi non dovrebbe stupirti quello che ti dirò adesso. Ogni volta che si parla delle persone sovrappeso, l'immagine che ci viene messa di fronte è quella della persona moderna, seduta al pc con la sua tazza di caffè lungo, che si sposta solo in macchina e che ordina tutto online. La persona moderna ha il colesterolo alto, la glicemia alta, in sostanza è una bomba a orologeria e vivrà anche poco, e se non vivrà poco vivrà malata.

Insomma, uno scenario che mette allegria.

Il suo opposto è il cacciatore-raccoglitore di una delle sparute tribù ancora presenti sulla Terra, che qualche ricercatore ha visitato. O un anziano delle cosiddette Zone Blu, le popolazioni più longeve al mondo.

Ebbene, tutte queste rappresentazioni sono degli stereotipi.

Se un cacciatore-raccoglitore avesse un super-metabolismo tanto da bruciare migliaia di calorie al giorno anche a causa della sua vita attiva e della sua dieta composta da radici, piccoli animali, miele (special modo in inverno), frutta, tuberi, leguminose e verdura, perirebbe nel giro di pochi anni. Anche le tribù che pro-capite arrivano a una dieta soddisfacente dal punto di vista calorico, come nel caso degli Hazda, non superano in media le 2200/2500 calorie. Ma stando in piedi tutto il giorno, correndo, cacciando, spaccandosi la schiena per raccogliere arbusti, organizzare altri spostamenti, eccetera, vivendo senza comodità, in teoria dovrebbero bruciare molte più calorie, ovvero il loro livello di attività fisica annullerebbe ogni caloria assunta.

Non a caso, uno studio pubblicato sulla celebre rivista *Plos One*[5], proprio prendendo come riferimento la popolazione degli Hazda, ha scoperto che il loro livello di dispendio energetico giornaliero non era superiore a una persona che segue lo stile di vita occidentale.

E questo perché il loro metabolismo funziona esattamente come il nostro.

Mangi troppo poco? Brucerai meno calorie.

Ti muovi troppo? Alla lunga brucerai meno calorie.

Questo perché il tuo corpo non è fatto per dimagrire per sempre. Ma per trovare situazioni di equilibrio, che richiedono meccanismi compensativi. E ne abbiamo a centinaia.

Non è un caso che dopo qualche giorno di dieta tu abbia più fame.

---

[5] Pontzer, H., Raichlen, D. A., Wood, B. M., Mabulla, A. Z., Racette, S. B., & Marlowe, F. W. (2012). Hunter-gatherer energetics and human obesity. *PloS one*, 7(7), e40503.

Aumentano i livelli di grelina, un ormone che stimola la fame, e non solo quelli. Questo ormone della fame si alza per spingerti a mangiare di più.

Il meccanismo adattativo è il meccanismo della sopravvivenza.

QUINTO FALSO MITO. LA DIETA CHE TI CAMBIA IL METABOLISMO.

Ora che sai tutto questo, ti diventerà più facile capire come non esista alcuna dieta dimagrante ipocalorica capace di aumentarti il metabolismo. Questo è proprio un ossimoro.

E chi vende diete dimagranti raccontandoti questa cosa sta facendo pseudo-scienza, e il peggio è che ne è consapevole. Non importa quante lauree abbia. Ti sta deliberatamente mentendo.

Se avesse detto una cosa del genere quando faceva l'Università, lo/a avrebbero cacciato/a a pedate.

Invece lo dice a te, perché venderti il suo metodo è più importante che dirti la verità.

Quando parliamo di metabolismo, possiamo grossomodo dividere il metabolismo in due parti.

Come hai già visto dall'immagine, è già molto difficile venirci a capo, ma semplifichiamo in macrocategorie secondo le definizioni che fornisce la scienza.

Esiste come ti ho già detto un **metabolismo definito basale**, che è l'energia che serve al corpo a riposo per mantenerlo in vita senza contare nessun altro processo. Letteralmente è il metabolismo a cui ti avvicini quando sei forzato a letto, non puoi muovere un muscolo, non sei neanche impegnato a dormire, perché anche dormendo bruci un po' calorie. Quindi, diciamo, al netto di ogni genere di attività. Poi ci sono tutte le calorie che consumiamo per ogni genere di attività giornaliera che svolge il corpo oltre a mantenerci in vita: dalla digestione del cibo a ogni tipo di attività fisica e non. A questo processo si dà il nome di **termogenesi adattativa.**

Unendo la termogenesi adattativa al metabolismo basale avremo così il metabolismo totale di una persona.

Ora: la termogenesi adattativa non è la stessa per tutti gli individui, anche se partono da stesso peso, stessa percentuale di massa magra e grassa, stessa età e genere sessuale.

Questo perché il metabolismo è un processo che avviene al livello della singola cellula. Che respira in un certo modo e brucia in un certo modo, e questo suo comportamento può cambiare da persona a persona.

Siamo tuttavia certi di una cosa, e cioè che quando si perde peso, quindi in ogni condizione in cui si perde peso, il nostro corpo tenderà a conservare energia più facilmente che non a dissiparla. Al contrario, il nostro corpo tenderà a dissipare più energia quando introduciamo non meno, ma più calorie.

Dunque, ogni volta che noi dimagriamo, si crea una riduzione della capacità del corpo di bruciare energia sia per quanto riguarda il metabolismo basale che per quanto riguarda la termogenesi adattativa. Ovvero, minori calorie influenzano il nostro corpo a livello cellulare.

Soprattutto per la termogenesi adattativa, e non tanto per il metabolismo basale. Una cosa che non viene mai detta. Il metabolismo basale si abbassa in una percentuale che va dal 7 all'11% durante una dieta ipocalorica. Questo vuol dire che, se io parto da un metabolismo basale di 1300 calorie e poi mi metto a dieta, posso al massimo arrivare alla fine del mio dimagrimento con un metabolismo basale di 1150 calorie o giù di lì.

Il problema non è tanto quello, quanto il fatto che è la termogenesi a ridursi.

Il mio corpo *non brucerà più le stesse calorie di prima per ogni genere di attività*. Quindi al calo del metabolismo basale si aggiunge un decremento della termogenesi adattativa che varia da individuo a individuo.

Secondo gli scienziati, è questo calo della termogenesi adattativa, e non del metabolismo basale, a determinare poi il rischio di ingrassare di nuovo.

Mettiamo cioè che all'inizio della dieta io per fare una rampa di scale bruciassi 30 calorie. Alla fine della dieta, per fare quella stessa rampa di scale ne brucerò 28. Moltiplica questa differenza che adesso ti sembra piccola per tutte le attività che svolgi in 24 ore, compreso masticare, pensare, digerire, e non soltanto passare l'aspirapolvere o fare flessioni. Moltiplica insomma quelle due calorie per 100 diverse micro-attività che svolgi durante il giorno.

Stai già bruciando 200 calorie in meno perché il corpo cerca, appunto, di adattarsi.

Le variabili che portano a questa riduzione della capacità del corpo di bruciare calorie non dipendono tutte dalla percentuale di massa grassa e massa magra.

Proprio perché abbiamo visto che la cosa inizia dalle cellule, da come respirano, di nutrono e da come comunicano tra di loro.

La termogenesi adattativa quindi cala, per cui possiamo dire che, in condizioni di dimagrimento, non è solo il metabolismo basale, ma in generale il metabolismo totale a essere minore. Quindi pensare di potere alzare il metabolismo con una dieta dimagrante è scientificamente impossibile.

Inoltre, è impossibile che una dieta possa modificare il nostro metabolismo "per sempre", anche dopo averla fatta. Il metabolismo è un sistema di regolazione continuo. Si basa, se consideriamo il nostro metabolismo totale, oltre che sul basale, anche sulle nostre attività giornaliere e su quanto e come mangiamo.

Se modifichiamo una di queste voci modifichiamo il nostro metabolismo, che cerca di adattarsi a una nuova situazione.

Facciamo una dieta?

Il metabolismo cambierà con la dieta, ma sempre finché dura la dieta *e neanche allo stesso modo* durante la dieta. Per questo ci sono momenti in cui perdi più peso se sei a dieta e momenti in cui la bilancia non scende.

Il metabolismo tende comunque sempre a creare una situazione in cui bilanciarsi, altrimenti ingrasseremmo o dimagriremmo a dismisura.

Questo ci dice anche un'altra cosa. Che se noi usiamo un qualsiasi prodotto in commercio che ci permette di alzare il metabolismo, per esempio un termogenico o bruciagrassi, alla fine il nostro corpo farà sempre in modo di compensare nel tempo quella spinta metabolica.

TERZA PARTE:

COME AGIRE SUL METABOLISMO?

Facciamo un piccolo riassunto delle parti precedenti. Per semplificare quella mappa assurda che è il nostro metabolismo, dividiamolo in basale e totale. Entrambe queste tipologie sono influenzate, tra le altre cose, da quanto mangiamo. Il nostro metabolismo totale, in particolare, dipende:

Dall'alimentazione giornaliera (meno calorie introduco e più rallenta)

Dalla nostra composizione corporea (più grasso ho e meno massa magra ho e più il metabolismo tende a conservare e non a dissipare calorie)

Dai nostri ormoni (persone con problemi ormonali avranno una riduzione o accelerazione metabolica, che non è però stabile, ma varia nel tempo)

Dalla nostra genetica e dal comportamento delle nostre cellule.

Dall'età.

Dal tipo di attività fisica giornaliera, detto LAF (livello di attività fisica giornaliera): questo comprende sia attività volontarie come fare sport, sia movimenti involontari, come tamburellare con le dita o andare avanti e indietro nel corso di una telefonata (Neat).[6]

Se anche riuscissimo a controllare una o più di queste voci, per esempio facessimo molta attività fisica, il nostro metabolismo non si alzerebbe mai "per sempre". Questa cosa come abbiamo visto è stata confermata dagli studi sulle tribù di cacciatori raccoglitori che ancora sono presenti al mondo. Gli individui sono magri e non grassi e hanno meno malattie di un uomo cosiddetto moderno o occidentale. Tuttavia, il loro metabolismo totale è **lo stesso** di una persona sedentaria che lavora in un ufficio a New York.

---

[6] Müller, M. J., & Bosy-Westphal, A. (2013). Adaptive thermogenesis with weight loss in humans. *Obesity, 21(2)*, 218-228.

Come è possibile, se è gente che corre, caccia e si arrampica sugli alberi dalla mattina alla sera? Questa cosa si spiega proprio con la capacità del metabolismo di adattarsi a ogni genere di condizione. Fai molta attività fisica? Sulle prime brucerai tanto e dimagrirai, poi il corpo si adatterà a quest'attività fisica.

Il nostro metabolismo è così, un grosso garbuglio in cui da A non si arriva a B. Lo capisci da te che per venire a capo di questa cosa non basta allenarsi e bere tazze di tè verde a litri.

Ma per farti capire ancora meglio la situazione voglio parlarti un attimo di due regioni della Cina, quella di Nanan e Huian, come furono descritte in uno studio del 1992[7]. Per ragioni che non conosciamo, una delle due regioni ha avuto un periodo di carestia, per cui chi ci abitava ha progressivamente ridotto le quantità di cibo per svariate decine di anni.

---

[7] Donnan, S. (1992). Diet, Life-Style and Mortality in China. *Journal of Epidemiology and Community Health, 46(4)*, 462.

Al momento dello studio, si scoprì che gli abitanti di Huian mangiavano in media 1814 calorie giornaliere, facendo una vita sedentaria. Quelli di Nanan, che non sono neanche atleti ma ugualmente sedentari, consumavano in media 3578 calorie giornaliere (per media si intende tra uomini e donne adulti).

Ma il peso degli abitanti di Nanan era in media di 121 libbre, diciamo 55 chili. Insomma bassi e mingherlini. Il peso degli abitanti di Huian era di 56 chili, cioè 124 libbre circa. Gli abitanti di Nanan consumano più sale, mangiano più carne, verdure e patate o altri tuberi, consumano un po' più di grassi. Le regioni sono attaccate, dunque non è che i primi sono geneticamente fortunati. Il peso è simile, però nel primo caso si è super-adattato, ovvero è diventato più efficiente, nel secondo caso il loro metabolismo è stato in grado di gestire tutte quelle calorie. Gli abitanti di Nanan sono quindi un caso addirittura di gruppo di efficienza metabolica.

Efficienza metabolica significa metabolismo lento, capace cioè di farsi bastare il cibo che c'è. Questo per ripeterti che velocizzare il metabolismo significa reggere maggiori calorie senza aumentare troppo di peso, ma certo non dimagrire.

Possiamo fare qualcosa per modificare il nostro metabolismo?

Sì, certo, cambiando spesso alimentazione e attività ma senza illuderci di poter diventare Superman per tutta la vita. Possiamo rendere il metabolismo più veloce, agendo su queste voci, ma ricordandoci sempre che il metabolismo tenderà comunque ad adattarsi anche ai nuovi cambiamenti.

QUARTA PARTE

COME MIGLIORARE IL PROPRIO
METABOLISMO SENZA IMPAZZIRE.

Nella prima e nella seconda parte abbiamo visto che il metabolismo si adatta a te, alle scelte alimentari che fai, all'ambiente che vivi e in cui ti relazioni.

Per fattori ambientali, lo scrivo qui in premessa, si intenderanno qui tutti quei fattori che non dipendono dal tuo attuale stato di salute, dalle tue caratteristiche corporee, dalla tua alimentazione e dal livello di attività fisica. Questi fattori sono importanti perché riguardano la tua sfera sociale e lavorativa, comprese le relazioni interpersonali, l'ambiente dove vivi (la tua casa) e il luogo in cui vivi. Ma anche il cibo che consumi a livello locale in termini di abitudini alimentari, che possono essere influenzate culturalmente, e di disponibilità. Altri fattori ambientali sono relativi al tempo: caldo, freddo, mattina, sera, ecc. Vedremo in questa quarta parte che alcuni consigli riguardano appunto i fattori ambientali.

Fatta questa premessa, introduciamo il concetto di flessibilità metabolica. Che è il contrario dell'efficienza metabolica.

Questo termine, coniato per la prima volta dagli scienziati Kelley e Mandarino, si traduce nella capacità del nostro organismo di bruciare più zuccheri o grassi in differenti momenti della giornata. Ovvero di passare in modo corretto da un buon metabolismo glucidico (che ci permette di bruciare gli zuccheri) a un buon metabolismo lipidico (che ci permette di usare i grassi di riserva per ottenere energia) a seconda delle necessità energetiche del corpo.

In generale si è visto per esempio che le persone che tendono a ingrassare hanno una scarsa flessibilità metabolica (sono "efficienti" metabolicamente, dei risparmiatori), e che una scarsa flessibilità metabolica si associa anche all'insulino-resistenza.

Per questo, come scrivevo inizialmente, le donne che soffrono di PCOS hanno in genere un metabolismo più efficiente. Questo è legato a un effetto compensativo che può riguardare o la disregolazione dell'insulina, nel senso che ne viene prodotta troppa, o un difetto delle cellule dei tessuti sensibili all'azione di questo ormone. A quel punto, una dieta a bassi carboidrati può essere efficace solo se fatta nel breve termine, ovvero fino a un massimo di quattro/otto settimane, per poi introdurre di nuovo i carboidrati nella dieta poco per volta. Ma se si continua a fare una dieta senza carboidrati, si riduce ulteriormente la capacità del corpo di processare gli zuccheri sia nei soggetti sani che nei soggetti già a rischio di insulino-resistenza. Un fenomeno noto come disfunzione dell'omeostasi del glucosio, legata poi a un aumento dei livelli di infiammazione sistemica e al rischio di diabete di tipo 2[8].

---

[8] Cfr. Al-Reshed, F., Sindhu, S., Al Madhoun, A., Bahman, F., AlSaeed, H., Akhter, N., ... & Ahmad, R. (2023). Low carbohydrate intake correlates with trends of insulin resistance and metabolic acidosis in healthy lean individuals. *Frontiers in public health*, *11*, 1115333; Kabthymer, R. H., Karim, M. N., Itsiopoulos, C., Hodge, A. M., & de Courten, B. (2024). A low carbohydrate diet score is associated with a higher risk of developing type 2 diabetes in an Australian population: Melbourne

Ricordatevene la prossima volta che vi viene la brillante idea di non assumere più carboidrati. Non funziona sul lungo termine. Non ha MAI funzionato sul lungo termine. Ci sono persone che vanno avanti così per anni.

A proposito di questa cosa, avrete sentito qualche guru della dieta low-carb o chetogenica tirare fuori la storiella degli Eschimesi che stanno una favola pur non mangiando i carboidrati. Quello che non vi dicono è che le popolazioni che da secoli non assumono carboidrati per fattori ambientali (vivono in luoghi in cui non cresce nulla o quasi) come gli Inuit hanno subito una mutazione genetica circa 20 mila anni fa[9]. A causa di questa mutazione, hanno livelli di insulina e colesterolo cattivo notevolmente bassi. Probabilmente nel corso dei millenni sono

---

Collaborative Cohort Study. *Proceedings of the Nutrition Society, 83*(OCE1), E116.
[9] Fumagalli, M., Moltke, I., Grarup, N., Racimo, F., Bjerregaard, P., Jørgensen, M. E., ... & Nielsen, R. (2015). Greenlandic Inuit show genetic signatures of diet and climate adaptation. *Science, 349*(6254), 1343-1347.

sopravvissuti solo quelli con la mutazione genetica, il che tuttavia li porrebbe a rischio di sviluppare diabete se avessero accesso a fonti di carboidrati.

Sperando che questo risuoni come un campanello d'allarme perché voi non ci caschiate di nuovo, ora che siete consapevoli del fatto che una dieta a bassi carboidrati non è sostenibile sul lungo termine, torniamo alla flessibilità metabolica.

In sostanza, avere una buona flessibilità metabolica significa poter mangiare senza ingrassare.

E senza che le energie che diamo al nostro corpo per vivere, in un modo o nell'altro, si traducano in un accumulo di peso. Quando invece tendiamo ad accumulare peso, come ho spiegato, si parla di efficienza metabolica. Quindi l'espressione efficienza metabolica indica sempre un metabolismo in qualche modo compromesso e un po' troppo "risparmiatore".

Per prima cosa, quindi, cerchiamo di capire come siamo messi a flessibilità metabolica.

QUINTA PARTE

QUALI ESAMI FARE PER CONTROLLARE IL METABOLISMO

Negli esami del sangue esistono dei valori che ci danno un'idea di come siamo messi a livello metabolico. Conoscere questi valori e controllarli ci permette di migliorare il metabolismo attraverso delle correzioni di alimentazione e stile di vita.

Colesterolo (almeno quello totale e HDL: l'altro valore, LDL si può ricavare). E trigliceridi.

Con questi valori possiamo ottenere due informazioni importanti sul nostro metabolismo.

Innanzitutto il rischio cardiovascolare.

Dividendo il valore del Colesterolo Totale con quello del colesterolo HDL dobbiamo ottenere come risultato non più di 5 se siamo uomini e non più di 4.5 se siamo donne.

L'altro valore che possiamo ottenere è quello della ratio HDL e trigliceridi.

Se il rapporto è 1:1 (in sostanza gli stessi valori) o con colesterolo HDL maggiore dei trigliceridi, non dobbiamo preoccuparci troppo. Se invece i trigliceridi sono più del colesterolo HDL, di norma inteso come colesterolo buono, abbiamo un segnale che qualcosa a livello metabolico non va.

Le cause possono essere, dal punto di vista alimentare: un eccesso di bevande zuccherate combinato a un eccesso di alcol (il mix fruttosio + alcol fa aumentare i trigliceridi). O una dieta troppo ricca di grassi. O di calorie.

Questo può accadere anche per pasti troppo ricchi di fruttosio, ma in genere non ci si arriva mai mangiando della semplice frutta, bensì con bevande zuccherate o con un eccesso di dolci confezionati, che sono ricchi di zuccheri in forma libera, ovvero semplici e non legati ad alimenti con fibre.

Una dieta con grassi ridotti e al tempo stesso senza bevande o snack confezionati, ma solo con zuccheri derivati da alimenti naturali (senza che però vi mangiate venti banale o cinquanta mele al giorno, un

paio di frutti nel corso della giornata sono abbastanza)
è la soluzione migliore.

Glicemia a digiuno.

Per fare questo esame è necessario astenersi dal
consumare ogni tipo di alimento o bevanda a parte
l'acqua per almeno 8/10 ore.

La misurazione si può fare anche in farmacia ed è bene
farla ogni tanto perché magari un singolo valore
alterato non è predittivo.

Se la glicemia a digiuno supera costantemente o è
analoga a 100 mg/dl siamo in una situazione a rischio.
Dobbiamo rivedere il nostro stile di vita. Influisce
molto sulla glicemia presa al mattino lo stato di stress,
e in particolare avere il cortisolo alto. Questo ha un
effetto iper-glicemizzante, opposto all'insulina.

Fare pasti regolari e soprattutto bilanciati tra
carboidrati e proteine, evitando di mangiare fuori
pasto cibi ricchi di zucchero libero se siamo
sedentari può essere una prima misura da adottare.
Abbiamo visto che fare una dieta a bassi carboidrati è
un'arma a doppio taglio.

Se quindi siete reduci da diete povere di carboidrati e avete ripreso da poco a mangiarli, la glicemia alterata può esserne una conseguenza.

Tre pasti giornalieri e due piccoli spuntini, riduzione dei cibi ricchi di grassi, evitare fuori pasto troppo ricchi di zuccheri, adeguato sonno e un po' di movimento possono già migliorare notevolmente la situazione.

Al mattino cromo, vitamine del gruppo B e acido alfa lipoico sono delle buone soluzioni naturali da concordare con il medico se il quadro non è ancora preoccupante, ovvero se la glicemia alta è borderline ma non siete diabetici.

Pompa sodio-potassio

Un altro esame molto rivelatore sul nostro metabolismo è quello del rapporto tra sodio e potassio. Ve lo ha mai detto qualcuno? No?

Ve lo dice Dcomedieta. A quanto si è scoperto, se il rapporto tra sodio e potassio è alto, è più facile che ci sia una disregolazione metabolica, con tendenza a ingrassare e a sviluppare malattie metaboliche. Non dovete ridurre il sodio a zero. Dovete introdurre più cibi ricchi di potassio, che, grazie al cielo, si trova un po' dappertutto nei cibi vegetali. Eliminate i cibi ricchi di sale aggiunto, semmai. E consumate molta più verdura e frutta. Questo esame in genere conferma anche una situazione di ipertensione.

Calcio, fosforo e vitamina D.

La vitamina D si comporta come un ormone e questo lo sappiamo. Forse avrete sentito dire che bassi livelli di vitamina D sono positivamente associati alla tendenza ad aumentare di peso. Quello che forse non sapete è che prendere nota dei valori di calcio, vitamina D e fosforo possono rivelarci una condizione nascosta, chiamata ipoparatiroidismo, che di recente è stata associata alle malattie del metabolismo. La causa potrebbe essere autoimmune, e riguardare appunto la produzione dell'ormone paratiroideo. Se, nonostante delle modifiche alla dieta, i valori di calcio e vitamina D restano bassi e il fosforo è alto, provate a fare un esame per verificare i livelli di paratormone.

Estrogeni

Sia nelle donne che negli uomini, alti e bassi livelli di estrogeno fanno danni. Bassi livelli di estrogeno, come nel caso delle donne in menopausa, causa una tendenza all'aumento del grasso viscerale, perché a bassi livelli di estrogeno nel sangue corrisponde sia un abbassamento del metabolismo basale che un aumento della fame. Tenere sotto controllo la seconda e fare attività fisica con dei pesi possono essere delle strategie valide. Ma è importante valutare con il medico curante una terapia ormonale sostitutiva se si entra in menopausa. Tuttavia anche una dominanza estrogenica può causare problemi di aumento di peso. Quindi l'ideale è tenere sotto controllo l'estrogeno se ci sembra di avere la tendenza a ingrassare. E agire prontamente sia in caso di deficit che in caso di eccesso.

Esami della tiroide

Vi ho già menzionato l'ormone triiodotironina, anche detto T3. Questo ormone è un importante regolatore della nostra capacità di bruciare energia. Ma anche il

TSH, che ci dice se abbiamo problemi a produrre gli ormoni tiroidei. Molte persone oggi scoprono di avere problemi alla tiroide, che sembrano in aumento rispetto al passato. Se il T3 dovesse risultare troppo basso o alto (FT3) e il TSH idem, forse dovreste controllare la presenza di anticorpi. Può darsi che soffriate di ipo o iper-tiroidismo.

Infine, i valori epatici.

Devi sapere che di quell'intricato pasticcio che è il nostro metabolismo, il fegato funziona un po' da centralina di smistamento dei segnali. Per esempio, segnala quando il corpo è in riserva, è a corto di energie: e di conseguenza il tasso metabolico si abbassa. Allo stesso modo, fa da stoccaggio agli zuccheri che introduciamo con la dieta, creando una specie di micro-riserva che fornisce energia al corpo nell'arco delle 24 ore. Se il fegato non è a posto, è difficile avere buoni parametri metabolici. E il nostro fegato purtroppo è bersagliato, non soltanto dalla cattiva gestione alimentare, ma anche dai farmaci, dall'accumulo di stress, ecc. Un fegato sano va a braccetto con un metabolismo sano. In genere un fegato compromesso rilascia una serie di segnali: pelle spenta e problematica, gonfiore, alito cattivo, ecc. Teniamo sotto controllo le transaminasi, le gamma GT e GGT.

In generale, se vuoi iniziare a occuparti davvero di te fai questi esami per vedere se la salute è a posto. E ripetili a cadenza annuale.

Da ultimo, esami del sangue a parte, è importante misurare la pressione.

Esistono molte ragioni per cui si può soffrire di pressione alta: fattori ereditari, ma anche abitudini scorrette come fumo o alcol, cibi con troppo sale aggiunto (dovrebbe essere un consumo cronico, per esempio siamo abituati a mangiare patatine o frutta secca salata in superficie), chili di troppo (più pesi più c'è il rischio di pressione alta, ho detto rischio eh, non certezza), stress. Quest'ultimo da solo incide già molto sulla pressione arteriosa.

Come sai, se colesterolo e trigliceridi sono alti, il rischio cardiovascolare diventa alto se si associa a questo quadro l'ipertensione. Pertanto, dobbiamo assolutamente rivolgerci al medico per una dieta correttiva.

Correggere le cattive abitudini, per esempio abuso di sostanze eccitanti, sedentarietà, mangiare alimenti troppo salati, avere orari poco regolari nel consumo dei pasti, bere alcol, può avere un effetto benefico sulla pressione arteriosa, nei casi in cui, anche qui, questa non sia legata a fattori genetici.

Oltre a questo si può cercare di ridurre lo stress con passeggiate, più ore di sonno, yoga o meditazione, rivedendo gli orari di studio e lavoro per una vita più accettabile, per quelle che ovviamente sono le nostre possibilità.

Adesso che ci siamo fatti una certa idea della nostra salute, passiamo a migliorare la nostra flessibilità metabolica.

Al momento, le strategie per migliorare la flessibilità metabolica sono tuttora oggetto di studio. Purtroppo in rete si possono trovare i consigli più disparati, non sempre azzeccati e senza una buona base scientifica alle spalle.

Qui vi parlerò soltanto di ciò che è stato confermato, per quanto ne sappiamo, ovvero per i dati a nostra disposizione, dalla scienza.

FLESSIBILITÀ METABOLICA: COME MIGLIORARLA?
PARTE UNO.
LE CINQUE REGOLE D'ORO.

Qui di sotto scriverò le 5 regole che dovrai tenere a mente per migliorare la tua flessibilità metabolica.

1. Evitare i pasti misti in cui si verifica un eccesso di carboidrati e grassi insieme.

Uno dei problemi che causa una scarsa flessibilità metabolica è avere a disposizione sia un alto contenuto di grassi che un alto contenuto di carboidrati nello stesso pasto, special modo quando la dieta è normo o ipercalorica. Ovvero: la moderna dieta occidentale non è solo ricca di zuccheri, né solo ricca di grassi. Ma ricca di entrambi.

Se ci pensate, moltissimi cibi ad alta densità calorica di tipo industriale così come il cosiddetto junk food (pizza, hamburger) così come molti comfort food (dolci, gelati, patatine, biscotti) hanno sia molti carboidrati che grassi. Questo crea una confusione a livello metabolico (semplifico: se non semplificassi dovrei parlarvi dei mitocondri, del QR cellulare, eccetera).

Il corpo non sa se deve andare in modalità "brucia zuccheri" o in modalità "brucia grassi".

Ma poiché secondo l'effetto Randle brucerà per primi gli zuccheri, tenderà ad accumulare i grassi.

Vale la pena quindi soffermarsi un attimo su questo effetto, anche chiamato impropriamente ciclo di Randle o ciclo del glucosio e degli acidi grassi, perché la maggior parte delle persone è ignara di questo meccanismo. Questo effetto è un meccanismo, in realtà, scoperto nel 1963 da Philip Randle, un biochimico. Non è mai stato confutato.

Randle si occupava di studiare la relazione tra la biochimica e il diabete: sul diabete si sentono dire molte cose, ma credo che converrai con me che moltissime persone confondono il sintomo con la malattia.

Per intenderci, il sintomo è l'iperglicemia. Per cui la gente pensa, ok, ma se ho la glicemia elevata allora devo eliminare i carboidrati. Giusto? No, sbagliato. Perché trattare un sintomo non significa curare la malattia, ed è la malattia a generare il sintomo. Ora, Randle scoprì che il problema principale che causava il diabete era che le persone che ne erano affette rilasciavano più acidi grassi dai tessuti muscolari. Perché tendevano ad accumularne di più.

A causa di questo, lo dico in termini semplici (ma se volete qualcosa di più accurato vi rimando allo studio di Randle[10]) inibisce l'uptake del glucosio negli stessi tessuti.

Ovvero, il glucosio viene dal nostro corpo immagazzinato come glicogeno. Questo accade nel fegato e in altri tessuti, come nei muscoli. Il tessuto muscolare assorbe il glucosio e ne fa riserva. Ma se io

---

[10] Randle, P. J., Priestman, D. A., Mistry, S., & Halsall, A. (1994). Mechanisms modifying glucose oxidation in diabetes mellitus. *Diabetologia*, *37*, S155-S161.

ho già acidi grassi in circolo, e i grassi sono una fonte energetica, i muscoli non assorbono il glucosio e non lo convertono. Con il risultato che quello assunto diciamo che rimane in circolo. Ma è pure peggio di così, perché l'ossidazione di acidi grassi aumenta la gluconeogenesi: questo vuol dire che il corpo usa i grassi e questo porta alla formazione di ulteriore glucosio. Ed ecco spiegato in parole povere il sintomo: avrai più glucosio nel sangue. Randle quindi scoprì che glucosio e grassi in un certo senso si fanno la guerra: entrambi forniscono energia al corpo. Se si mangiano più grassi e meno carboidrati il corpo perde poco per volta la capacità di bruciare i carboidrati, quindi gli zuccheri. E viceversa. Insomma, è come se fossero antagonisti.

Tant'è vero che in genere le cosiddette scienze dell'alimentazione propongono due strade per ovviare al problema, a parte i farmaci. La prima è fare una dieta molto povera di carboidrati e ad alto contenuto di grassi. La seconda è aumentare i carboidrati (con criterio, gradatamente, evitando scorpacciate di zuccheri liberi) e ridurre i grassi. Questo se prendiamo in considerazione la sola alimentazione ovviamente.

Torniamo a Randle. Il quale scoprì che in ogni caso il nostro corpo funziona principalmente a carboidrati: ovvero che se deve scegliere tra i due contendenti, prima brucerà i carboidrati e poi i grassi.

Il problema è che se io non utilizzo i carboidrati a scopo energetico, questi vengono stoccati. Il che non è per forza un male se abbiamo una vita attiva. Perché il fegato se ne prende un po', i muscoli un po', il cervello un bel po' se lo sappiamo usare e via discorrendo. Sicché, nei periodi di digiuno, può sempre usare i grassi.

La conseguenza dell'effetto Randle è che sei io voglio migliorare il metabolismo posso iniziare facendo una cosa molto semplice. I pasti principali (colazione, ma soprattutto pranzo e cena), ovvero quelli in cui le calorie superano un certo ammontare, mettiamo più di 500 calorie almeno, se hanno molti carboidrati devono avere pochissimi grassi e viceversa. Quindi: voglio mangiarmi un panino? Mi mangio un panino con verdure, dell'affettato molto magro. Ma non ci metto formaggi grassi, olio a volontà, salse.

Perché, calorie a parte, sto dando sia carboidrati che grassi. Stessa cosa per la pizza. Ecco, la pizza è problematica, ma chiaro che se te la mangi una volta a settimana e prediligi una margherita, una marinara, una ortolana, la pizza ci può stare. Ma se mangi una quattro formaggi o una pizza mortadella e pistacchi, o sei una persona che va in palestra e si allena (cosa che porta a bruciare sia grassi che carboidrati, quindi contribuisce a risolvere il problema) oppure è meglio una opzione metabolicamente più sana.

Il messaggio che devi portarti a casa è questo.

2. Semplifica i pasti.

Quando mangiamo carboidrati (pasta, pane, frutta, patate, zuccheri semplici) evitiamo di caricare il nostro pasto anche di troppi grassi. Dunque dosiamo l'olio, limitiamo cibi grassi come mozzarelle, formaggi stagionati, burro, tagli di carne troppo grassi, semi oleosi.

Viceversa, quando vogliamo mangiare cibi molto grassi (mozzarelle, salumi, formaggi, carni rosse dai tagli grassi, avocado, semi), riduciamo i carboidrati, associando invece le proteine (e ovviamente tante verdure).

Dunque se cuciniamo un dolce con molti zuccheri (molta farina, molto zucchero, glasse, eccetera), riduciamo l'apporto di burro, olio, nutella, creme.

Se mangiamo una pizza, riduciamo i condimenti troppo grassi. Questa regola vale soprattutto per i pasti principali, come visto, che hanno un apporto maggiore di calorie.

Dunque, colazione, pranzo e cena.

Se mangi troppo fuori pasto questo è un altro problema.

Non funziona se ti comporti bene a colazione, pranzo e cena ma a merenda ti mangi un pacco intero di biscotti. Insomma, deve prevalere il buon senso.

E invece, se ti tocca un pasto più abbondante perché sei invitata fuori, mangi dalla suocera o semplicemente ti va così una volta ogni tanto?

Impara ad auto-correggerti con azioni compensative.

Natale e Pasqua non sono la fine del mondo se prima o dopo stai a dieta ipocalorica per qualche giorno. In questo caso non avrai alcun danno da una dieta ipocalorica. Significa stare leggeri in previsione di pasti più abbondanti che magari si ripetono. Stessa cosa nel week-end.

Su Dcomedieta.com ho scritto varie diete di compenso, da una a tre giorni.

Io mi regolo allo stesso modo. Nessuno mangia lo stesso ammontare di calorie ogni santo giorno, ma adesso sai che un pasto ipercalorico che sia pieno di grassi e carboidrati ha un alto potere ingrassante e alla lunga influisce negativamente sulla tua capacità di bruciare energia.

Quindi se è la routine, ti consiglio di fare pasti semplici nelle modalità che ti ho descritto. Mentre, se la domenica e il sabato prevedi qualche eccezione, puoi sempre mangiare meno il lunedì e il giovedì o venerdì. Per esempio con uno yogurt magro + un frutto a colazione, una fettina di carne o pesce a pranzo e cena, verdure, una sola fettina di pane. Oppure un minestrone senza pasta a pranzo e carne o pesce a cena, o un'alternativa vegana senza grassi aggiunti (del seitan alla piastra).

Se abbondi in verdure, non sentirai la fame.

E questo trucco può davvero garantirti la gestione del peso senza sentirti costretto/a a una dieta.

Se insomma correggi ogni volta il tiro, programmandoti da te dei giorni leggeri, non finisci per accumulare con il tempo.

3. Il tempo dei pasti.

Secondo te, il corpo ha bisogno di più carboidrati durante il giorno o di notte?

La risposta è: di giorno.

E quindi è meglio applicare la regola numero 1 in questo modo: colazione con pochi grassi, pranzo con pochi grassi, cena con più grassi. Che equivale a dire: più carboidrati a colazione e a pranzo e meno, molto molto meno a cena. Tanto dopo cena non devi fare la maratona. Se invece svolgi un lavoro secondo dei turni diversi, devi mettere il pasto con più grassi quando poi andrai a dormire. Quelli con più carboidrati prima di andare a lavorare.

4. Fai attività fisica (variandola spesso).

Le persone che hanno problemi di flessibilità metabolica in genere sono sedentarie.

L'attività fisica migliora la capacità metabolica, perché aumenta la capacità del corpo di bruciare meglio le energie che gli forniamo.

Dunque fare attività fisica è sempre la prima strategia da attuare per migliorare il nostro metabolismo.

Occhio però a non esagerare. L'over-training, ovvero l'iper-allenamento, peggiora il metabolismo.

La strategia migliore è questa: alternare agli esercizi con pesi dell'attività cardiovascolare a basso impatto, come delle passeggiate (no corsa, non arrampicate furiose, ma neanche una roba che fai due passi ed entri in quattro negozi per lo shopping), o del walking indoor, che è quando passeggi sul posto stando a casa. Su youtube esistono millemila migliaia di video sull'allenamento con camminata, soprattutto in inglese. Un esempio è il canale Burpee Girl.

Per gli esercizi con pesi: preferisco dire esercizi con pesi, ma puoi allenarti anche a corpo libero. Se tuttavia sei un principiante, ti consiglio dei primi pesi leggeri. Compra dei manubri, usa delle bottiglie piene, dei boccacci di olive, insomma qualsiasi cosa. Oppure iscriviti in palestra, per un totale di massimo tre sessioni (di un'ora) a settimana. Per il resto passeggia. Passeggia. Passeggia.

Non c'è attività metabolica migliore della camminata, soprattutto se diventa routine e non la confondi con allenamento. Allenamento è a corpo libero o con pesi ma sempre in funzione di migliorare l'apporto di massa magra e mantenere una buona massa magra nel corso della vita.

Camminare è entrare in sintonia con te. Un piccolo ma fondamentale esercizio-non-esercizio di autocura.

5. Evita pasti troppo pesanti, preferendo pasti piccoli e frequenti.

Questa è una regola molto generale che consiglio soprattutto nel caso di problemi digestivi.

I problemi digestivi vanno a braccetto sia con i disordini ormonali che con le malattie metaboliche.

Nelle persone con scarsa flessibilità metabolica, ovvero le efficienti, i pasti più calorici (cioè superiori alle 500/600 calorie a pasto) sarebbero da evitare. Meglio quindi ridurre l'apporto energetico di pranzo e cena aggiungendo due spuntini al giorno. Questo soprattutto per una questione meccanica, letteralmente di ingombro di cibo sullo stomaco. Molte persone con metabolismo lento digeriscono male i cibi, dunque assimilano male i nutrienti. Quindi se hai problemi di metabolismo perché sei stata o stato sempre a dieta ipocalorica, un pasto abbondante lo digerisci male e tende a farti mettere peso più che in condizioni normali. Chiaramente, se hai un metabolismo sano, ti alleni o ti muovi, non hai questo problema. Devi sempre adattare questa regola al tuo caso.

REGOLA JOLLY. Ciclizza la dieta secondo le calorie.

Alternare giorni in cui mangiamo di meno o brevi periodi di semi digiuno (introducendo circa la metà di calorie del nostro fabbisogno per uno o due giorni la settimana non consecutivi) a giorni in cui mangiamo di più. Fare brevi periodi di restrizione calorica (purché molto brevi) è un buon modo per migliorare la capacità del corpo di sfruttare le risorse energetiche.

Te l'ho già anticipato prima. Se io mangio molto il sabato e la domenica perché esco, i pranzi domenicali sono irrinunciabili eccetera, a quel punto posso fare un giorno in ipocalorica il lunedì e il venerdì.

Anche se io consiglio il lunedì e il giovedì, perché se riduci molto le calorie il venerdì poi il sabato avrai voglia di svuotarti il frigo. Questo potrebbe essere un buon stratagemma per chi non vuole stravolgere la propria vita ma apportate piccoli miglioramenti. A fine testo vedrai degli esempi di dieta di compenso. Ovvero diete molto ipocaloriche che si fanno per un solo giorno.

Veniamo ora a loro.

I principali nemici del metabolismo.

Esistono alimenti che andrebbero evitati in ogni caso, almeno scegliendo di non mangiarli spesso. E alimenti che possiamo mangiare a patto di bilanciarli meglio. Ma non sono questi gli unici nemici del metabolismo. Cosa intendiamo per nemici del metabolismo? Innanzitutto è il caso di chiarirlo.

Tutto ciò che altera il meccanismo adattativo del metabolismo. Come abbiamo visto nel caso dei pasti ipercalorici misti. Non è un problema mangiare in abbondanza, è un problema mangiare in modo pesante ogni giorno. E allo stesso modo non sto dicendo che gli alimenti nemici vanno per sempre banditi.

Ma che è meglio evitarli su base quotidiana.

Altri invece, per quanto demonizzati, possono essere mangiati a patto di bilanciarli meglio.

I nemici del metabolismo da questo punto di vista sono: alcuni tipi di grassi. Alcuni tipi di amminoacidi (quindi i mattoncini delle proteine) e tutti quegli alimenti che per esempio possono danneggiare degli organi o dei sistemi chiave per avere un metabolismo flessibile.

Iniziamo dagli acidi grassi.

RUOLO DEGLI ACIDI GRASSI POLINSATURI NELL'OBESITA'

Contrariamente a quanto si crede, anche se alcuni di questi grassi sono essenziali, ne abbiamo bisogno in minime quantità, ovvero dal 6 all'11% dei grassi assunti in totale con la dieta.

Considerando che il 10% dei grassi totali dovrebbe essere saturo, e che le raccomandazioni dell'Organizzazione Mondiale della Sanità suggeriscono di mantenere i grassi al massimo del 30%-35% del fabbisogno energetico giornaliero, preferendo le forme non sature, questo vuol dire che in media i grassi polinsaturi dovrebbero essere assunti in una percentuale minore o uguale, dei grassi saturi, ma non maggiore, considerando che i monoinsaturi dovrebbero costituire la percentuale maggiore[11]. In sostanza, dovremmo consumare dal 10 al 25% di monoinsaturi, dal 6 al 7% di polinsaturi e dal 7 all'11% di saturi.

Questa percentuale di polinsaturi tiene in conto sia degli omega6 che degli omega3, ma non degli altri tipi di omega.

Il problema è che la raccomandazione è diventata regola senza considerare il contesto, ovvero senza che nessuno specifichi il ruolo dei grassi saturi per una salute ottimale. Le persone vengono quindi incoraggiate dai media a prediligere i grassi polinsaturi di olii vegetali senza che nessuno si prenda la briga di informarli che il dieci per cento circa dei grassi assunti dalla dieta deve essere comunque saturo.

---

[11] Schwingshackl, L., Zähringer, J., Beyerbach, J., Werner, S. S., Nagavci, B., Heseker, H., Koletzko, B., Meerpohl, J. J., & International Union of Nutritional Sciences (IUNS) Task force on Dietary Fat Quality (2021). A Scoping Review of Current Guidelines on Dietary Fat and Fat Quality. *Annals of nutrition & metabolism*, 77(2), 65–82. https://doi.org/10.1159/000515671; https://iris.who.int/bitstream/handle/10665/375574/978924 0083714-eng.pdf?sequence=1

Il risultato è che la dieta occidentale moderna è diventata ricca di polinsaturi. Si è visto che negli ultimi cinquant'anni il consumo di acidi grassi polinsaturi è drasticamente aumentato a livello mondiale, mentre si è ridotto quello dello zucchero e dei grassi animali come il burro o il lardo.

Eppure l'obesità è aumentata e continuano a dire il contrario, che il problema è dello zucchero da tavola e dei grassi saturi. In realtà, lo zucchero lo assumiamo dai prodotti industriali in maniera molto maggiore. E questi prodotti sono altresì ricchi di grassi polinsaturi.

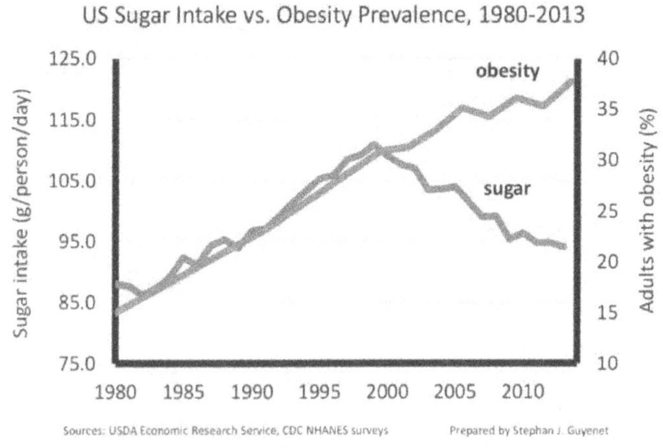

E così, mentre le persone si dicono preoccupate degli zuccheri e dei grassi saturi per il sovrappeso, le statistiche dicono il contrario. A essere aumentata non è solo l'obesità, ma il consumo di acidi grassi polinsaturi nella dieta a causa del loro massiccio uso nell'industria alimentare.

Un caso? Secondo questo studio che si concentra sugli effetti dell'olio di soia nella dieta, no.

Analizziamolo un attimo, perché l'olio di soia è appunto ricco di acidi grassi polinsaturi del tipo omega6.

L'olio di soia infatti ha un contenuto molto alto di acidi grassi polinsaturi, ovvero ne ha ben 58 grammi per etto. Per intenderci, l'olio di oliva ne ha 11 grammi ogni cento, anche di meno a seconda del tipo, del cultivar e via dicendo. Ecco perché consumare olio extravergine di oliva non è un problema.

L'olio di soia assieme ad altri oli ricchi di acidi grassi polinsaturi (di mais, di colza, di girasole, di arachidi) è presente in tantissimi cibi confezionati, come biscotti, merendine, prodotti da forno, surgelati, salse, sottoli, eccetera. Un gruppo di ricercatori ha scoperto che l'olio di soia può rovinare seriamente il metabolismo[12].

Gli fanno eco decine e decine di studi pubblicati negli ultimi anni, tra cui un importante studio spagnolo che parlava di modificazioni epigenetiche[13].

Spesso è tra gli oli usati nella dicitura "oli di semi vegetali" che troviamo sulle etichette. Polli e maiali vengono inoltre allevati con mangimi che contengono questo olio[14]. Assieme alla lecitina di soia, emulsionante presente dappertutto, anche nella cioccolata, l'olio di soia è presente nella maggior parte dei prodotti industriali.

---

[12] Deol P, Evans JR, Dhahbi J, Chellappa K, Han DS, Spindler S, et al. (2015) Soybean Oil Is More Obesogenic and Diabetogenic than Coconut Oil and Fructose in Mouse: Potential Role for the Liver. PLoS ONE 10(7): e0132672. https://doi.org/10.1371/journal.pone.0132672
[13] Hernando Boigues JF, Mach N. Efecto de los ácidos grasos poliinsaturados en la prevención de la obesidad a través de modificaciones epigenéticas. Endocrinol Nutr. 2015;62:338–349
[14] Artemis P Simopoulos, James J DiNicolantonio - The importance of a balanced ω-6 to ω-3 ratio in the prevention and management of obesity: Open Heart 2016;3:e000385.

L'Università di California di Riverside ha condotto in questi anni ben tre studi sull'olio di soia[15]. Nel 2015 i ricercatori scoprirono che c'era un legame di causa effetto tra il consumo di olio di soia e il diabete, l'insulino-resistenza e l'obesità. Riducendo l'apporto di acido linoleico in laboratorio, un grasso appartenente alla famiglia degli omega6 e degli omega9, nel 2017 notarono che l'olio di soia modificato era molto meno dannoso per la salute di quello classico. In un altro studio, si sono invece concentrati sugli effetti dell'olio di soia sul metabolismo. Hanno così sottoposto delle cavie a tre diete ricche di grassi. Una dieta ricca di olio di cocco, olio molto saturo con solo il 2% di acidi grassi polinsaturi, una dieta ricca di olio di soia a ridotto contenuto di acido linoleico, e una dieta ricca di normale olio di soia, quello consumato da noi.

Hanno poi analizzato cosa accade sia a livello metabolico che genetico.

---

[15] https://www.universityofcalifornia.edu/news/soybean-oil-may-be-more-fattening-fructose-or-coconut-oil

I risultati sono lampanti.

I ricercatori hanno scoperto che l'olio di soia distrugge l'ipotalamo, quella zona del cervello che regola il metabolismo, e da cui dipende tutto il sistema endocrino, quindi ormonale. Non solo. Aumenterebbe il rischio di malattie rare, di depressione, ansia e demenza. Questo secondo quanto scoperto dai ricercatori avviene perché l'olio di soia influenza negativamente oltre cento geni. Inoltre abbassa i livelli di ossitocina, un ormone legato tra le altre cose al dimagrimento. Al contrario una dieta ricca di un grasso saturo come l'olio di cocco non è risultata altrettanto dannosa. Poiché risultati simili si sono avuti anche con quello modificato, secondo i ricercatori non è solo l'acido linoleico contenuto nell'olio a essere così dannoso.

La prima cosa che va sfatata è il mito che se è vegetale fa bene.

Anche la cicuta è un vegetale. L'industrializzazione nel settore alimentare ha stravolto la nostra vita: per cui, una dieta pro-metabolica è una dieta innanzitutto a ridotto contenuto di acidi grassi polinsaturi di tipo omega6. A questo punto qualcuno penserà di assumere integratori di omega3 per ribilanciare il rapporto tra i due tipi di polinsaturi. Ma il problema è che neanche aggiungendo vitamina E si riesce a evitare che gli omega3 irrancidiscano[16]. Quindi, come regola generale, va bene consumare del pesce fresco anche due o tre volte a settimana, e che sia fresco. Ma ridurre drasticamente il consumo di questi oli vegetali ed evitare di acquistare prodotti, che siano di rosticceria o che siano confezionati, che vengano dal bar che credi che ti sforni cornetti al burro (no, usano margarine) o che siano nei tuoi biscotti preferiti.

Leggere le etichette ed evitare ogni olio vegetale ricco di omega6 è un modo molto semplice per migliorare il metabolismo a livello cellulare.

E veniamo a una seconda grande scoperta che invece coinvolge gli amminoacidi.

Quindi gli alimenti proteici.

---

[16] Hands, J. M., Anderson, M. L., Cooperman, T., & Frame, L. A. (2023). A Multi-Year Rancidity Analysis of 72 Marine and Microalgal Oil Omega-3 Supplements. *Journal of Dietary Supplements*, *21*(2), 195–206. https://doi.org/10.1080/19390211.2023.2252064

Avrete senza dubbio sentito parlare del digiuno per dimagrire, dal digiuno intermittente alle varie terapie del digiuno che prevedono anche regimi di soli liquidi. E molto si è detto sul legame tra riduzione delle calorie e longevità.

Ma negli ultimi anni molti scienziati spiegano che i benefici del digiuno sul metabolismo non derivano dalla restrizione calorica, e nemmeno quelli sulla longevità e sul sistema immunitario. Non è necessario mangiare meno e ridurre le calorie per risvegliare il metabolismo. La vera dieta risveglia metabolismo prevede solo la riduzione drastica di alcuni alimenti, e questi alimenti non sono i carboidrati né i grassi. Curiosi?

LA VERA DIETA RISVEGLIA METABOLISMO SECONDO GLI SCIENZIATI

Dcomedieta aveva iniziato a pubblicare le prime notizie su queste ricerche già qualche anno fa, dopo che uno studio aveva pubblicato gli effetti sulla longevità con la riduzione nella dieta di alcuni amminoacidi.

In sintesi, mangiare meno cibi proteici permette di aumentare il metabolismo, migliorare la glicemia, il sistema immunitario e aumentare l'aspettativa di vita.

Secondo alcuni scienziati che lavorano sul Dna, il digiuno, riducendo gli alimenti, apporta benefici soltanto perché indirettamente fa la stessa cosa, cioè porta le persone a mangiare meno cibi che contengono questi amminoacidi dannosi. Ma anche tutto il resto, con la logica conseguenza che digiunare non è per tutti.

Dunque tutti gli studi che hanno analizzato i benefici del digiuno per migliorare il metabolismo e le difese immunitarie avrebbero sbagliato a individuare la causa di questi benefici nella restrizione calorica.

La causa invece è un'altra.

Sta nella restrizione di alcuni alimenti proteici. Basterebbe questo per aumentare il metabolismo. Senza digiuno. Senza contare le calorie.

Perché alcuni alimenti proteici abbassano il metabolismo?

Questa scoperta è scioccante a detta degli stessi ricercatori.

I dottori Lamming, Richardson e Yu, scienziati esperti di metabolismo, da circa dodici anni conducono esperimenti sui topi basati sulla riduzione di alimenti che contengono tre amminoacidi ramificati[17]. *La valina, l'isoleucina e la leucina.* Questi tre amminoacidi a catena ramificata di tipo essenziale attivano il pathway metabolico mTOR, che altri studi avevano collegato a riduzione della longevità, accorciamento dei telomeri e sindrome metabolica.

La cosa è molto controintuitiva.

Le diete proteiche vanno di moda da decenni, ma il loro successo è dovuto alla drastica riduzione di carboidrati e grassi, con il risultato che sul lungo termine sono poco sostenibili. Al tempo stesso avrete sentito parlare come dicevo prima di diete del digiuno, di diete macrobiotiche, di diete alcaline, e avrete sentito dire che mangiare troppe proteine fa male per una serie di ragioni.

---

[17] Deyang Yu, Nicole E. Richardson, Cara L. Green, Dudley W. Lamming, et al. "The adverse metabolic effects of branched-chain amino acids are mediated by isoleucine and valine", Cell Metabolism, Volume 33, Issue 5, 2021, https://doi.org/10.1016/j.cmet.2021.03.025

Esiste un filo conduttore che dà ragione a tutte queste diete.

Il segreto per risvegliare il metabolismo non è né quello di rinunciare a mangiare né quello di rinunciare a tutti gli alimenti proteici. Ma di ridurre drasticamente gli alimenti che contengono questi tre amminoacidi ramificati.

La buona notizia è che secondo i ricercatori un bel piatto di pasta non fa male al metabolismo se si riducono le proteine totali della giornata.

Nei topi questo semplice esperimento ha portato al 30% in più di aspettativa di vita, meno massa grassa, un metabolismo più veloce, una glicemia migliore. Il tutto mangiando in abbondanza e senza problemi a metabolizzare carboidrati e grassi.

In un nuovo studio condotto dalla dottoressa Kristen Malecki su un grosso campione della popolazione del Wisconsin, chi faceva una dieta ricca di proteine con questi amminoacidi tendeva ad avere il metabolismo lento, la glicemia alta, il colesterolo alto e maggiore grasso corporeo. Secondo i ricercatori gli stessi risultati avuti con i topi si avrebbero con gli esseri umani e lo studio del Wisconsin sembra confermarlo[18]

ECCO I CIBI DA LIMITARE PER RISVEGLIARE IL METABOLISMO

I cibi da limitare sarebbero **gli albumi, il baccalà, la farina di soia e le proteine di soia, parmigiano e pecorino, cheddar, la pancetta, il vitello, il petto di pollo, i lupini, l'alga spirulina.**

Al contrario gli alimenti proteici che contengono meno dei tre amminoacidi sono latte scremato, altri legumi come i piselli e i fagioli in scatola, feta, scamorza, ricotta, mozzarella, yogurt magro, fiocchi di latte, i pesci, i crostacei e i molluschi a eccezione del baccalà, del salmone e dei pesci di lago. Invece frutta, crostacei (soprattutto le vongole), patate, riso, pasta, verdure, pane e tutto il resto non sarebbero un problema.

---

[18] Trautman, M. E., Green, C. L., MacArthur, M. R., Chaiyakul, K., Alam, Y. H., Yeh, C. Y., ... & Lamming, D. W. (2024). Dietary isoleucine content defines the metabolic and molecular response to a Western diet. *bioRxiv*.

Le indicazioni generali potrebbero quindi essere le seguenti unendo le regole menzionate prima con questi nuovi studi sul metabolismo.

1. Ridurre drasticamente gli oli che contengono omega6 e i cibi confezionati che hanno questi oli. Non fidarsi degli integratori di omega3 ma preferire del pesce fresco di piccolo taglio da consumare tre volte a settimana, come le alici.

2, Mangiare carni bianche e formaggi stagionati **in porzioni molto ridotte** ed evitare di mangiare solo albumi e soia.

Preferire legumi in barattolo, piselli freschi, latticini freschi, latte scremato e yogurt come principali fonti proteiche. Le uova intere sono ok, basta mangiarne da due a tre a settimana.

3. In generale, limitarsi a porzioni ridotte di alimenti proteici.

Isoleucina e valina sono in alimenti molto simili: l'isoleucina sarebbe l'amminoacido più rischioso di tutti. Si trova in alte concentrazioni in alga spirulina, stoccafisso, latte in polvere, soia, grana, lievito secco attivo, pancetta, tacchino, cheddar e pecorino.

Tutto il resto degli alimenti invece non compromette il nostro metabolismo, a meno che non abbia effetti sulla funzionalità tiroidea. A questo elenco quindi si aggiungono tutti gli alimenti gozzigeni.

Tra questi molte varietà di miglio, il sorgo, il mais dolce, le brassicacee (cavolfiori, broccoli, cavoli), la soia, le arachidi. Cibi troppo ricchi di iodio come le alghe kelp possono inoltre essere infiammatori per la tiroide.

Alle cinque regole che avevamo visto prima, dobbiamo quindi aggiungere queste informazioni. E farci una lista di alimenti da NON consumare su base giornaliera. Ma ogni tanto e in piccole dosi.

Evitando di spendere integratori per la tiroide che magari hanno alghe.

Tutte queste cose che vi ho detto sono un aiuto enorme per migliorare la vostra flessibilità metabolica. Pensateci.

Alla fine di questo libro farò uno specchietto in cui riunirò tutte le regole.

E veniamo alla cosa più difficile di tutte.

SESTA PARTE

COME TORNARE A UN BUON
METABOLISMO SE SEI STATO O STATA
SEMPRE A DIETA CRONICA.

In generale, il nostro metabolismo tende come abbiamo visto all'equilibrio, cioè a fare in modo di adattarsi a quel che mangiamo per rallentare (se mangiamo troppo poco: per poco si può intendere anche in maniera poco nutriente) o aumentare.

Chi vuole aumentare il metabolismo ha dalla sua una sola strada: mangiare di più.

In secondo luogo, anche aumentare la propria massa muscolare permette di aumentare il metabolismo, ma ogni altro parametro che aumenta il metabolismo su cui possiamo agire dipende direttamente o indirettamente dalla nostra dieta, dall'ambiente e dalle nostre condizioni di salute.

Se mangiamo troppo poco, sarà difficile anche mettere su muscoli, mentre sarà facilissimo sovraffaticarsi.

Insomma, l'alimentazione è la nostra benzina, noi

siamo macchine e senza benzina c'è davvero poco che possiamo fare.

Tutto il resto sono trucchi che valgono in modo millesimale, e che possono comprometterci la salute.

Per esempio assumere sostanze che velocizzano il metabolismo, un trucco che funziona sul breve termine: ma quando smettiamo di prendere quelle sostanze ci rende più facile avere un danno metabolico, uno stallo o un plateau. E non possiamo prendere termogenici a vita.

Per questo motivo, chi ha un metabolismo rallentato da anni di diete o da mesi di diete o da comportamenti drastici e vuole aumentarlo, deve tornare alla normalità, cioè arrivare a mangiare per il suo dispendio energetico totale.

Si ingrassa? Ovviamente, se uscite da anni di diete ipocaloriche.

E quanto tempo ci vuole per aumentare il metabolismo e smettere di ingrassare?

Ecco, è un po' difficile spiegarlo senza qualche estrema semplificazione.

Quando il metabolismo basale rallenta, **anche il metabolismo totale è minore**, e non soltanto perché si è abbassato quello basale, che ne è una voce importante, ma perché si riducono una serie di azioni termogeniche.

Anche se continuiamo ad andare al lavoro e a fare ogni cosa, se abbiamo il metabolismo basso tenderemo a muoverci più lentamente, per esempio, e non faremo una serie di gesti e di movimenti che se abbiamo più energia tendiamo a fare.

Mettiamo allora che, **una volta capito che dobbiamo mangiare di più per aumentare il metabolismo**, vogliamo sapere in quanto tempo questo avverrà.

Ebbene, alcuni programmi di reverse diet o diet recovery parlano di un periodo generico di 6-8 settimane, ma in realtà si tratta di una stima indicativa. Bisogna infatti tenere conto della propria storia personale: se veniamo da anni di diete o da almeno un anno di restrizione calorica continua, 6-8 settimane non bastano per recuperare.

O meglio: uno studio[19] ha stabilito che un paio di settimane bastano ad aumentare il metabolismo basale a persone con gravi privazioni alimentari, disturbi alimentari o con storie di diete molto restrittive. Il basale. Perché il corpo arrivi a bruciare come prima per ogni singola attività, ci vuole molto più tempo, e lo studio non è riuscito a stabilire quanto. Nel frattempo, al recupero metabolico del metabolismo basale corrispondeva un recupero di peso, e in particolare di grasso corporeo (il 58% del peso che si riprende).

Quindi; se noi vogliamo aumentare il metabolismo, dobbiamo mangiare di più. Ma mangiando di più, è ovvio che ingrasseremo, e a seconda della nostra storia personale, accumuleremo più o meno grasso corporeo.

E il metabolismo basale ci metterà meno del metabolismo totale a tornare a parametri più o meno

---

[19] The metabolic responses to starvation and refeeding in adolescents with anorexia nervosa. *Annals of the New York Academy of Sciences, 817,* 110–119. https://doi.org/10.1111/j.1749-6632.1997.tb48200.x

normali. Si parla di qualche settimana o un mese, tenuto conto che nel frattempo metteremo più chili rispetto alla nostra condizione di partenza.

Insomma: il metabolismo che non è solo il basale non si recupera normalmente in poche settimane. Il corpo infatti deve tornare a spendere 100 e non 50 per le attività fisiche e per quelle termogeniche non indotte da esercizio fisico (o NEAT). L'inghippo sta qui.

E per sapere come uscirne, diamo un'occhiata al **<u>Minnesota Starvation Study</u>**.

Un esperimento che dal 1944 al 1945 mise a stecchetto un gruppo di maschi volontari, fino a far loro raggiungere le 1600 calorie scarse per un periodo di 24 settimane dopo un periodo di controllo in cui il loro metabolismo totale si era osservato aggirarsi sulle 3400 calorie circa.

Tra parentesi, erano tutti soggetti magri e in forma. E negli anni Quaranta gli uomini mangiavano così tanto senza ingrassare. Come sia possibile magari ve lo spiego in un altro libro, ma è un fatto che nei secoli scorsi le persone assumevano più calorie di quello che ci raccontano. E purtroppo esistono le fonti dirette. La grossa verità è che oggi siamo circondati da un ambiente talmente malsano, mangiamo cose così poco naturali, facciamo meno lavori all'aria aperta di un tempo.

Come vedete, le calorie non sono tutto. Sono uno strumento. Ma la realtà è che l'uomo moderno nasce e cresce in un ambiente obesogeno che un tempo non esisteva.

Ma lasciamo da parte i bei tempi andati e torniamo allo studio. I volontari del Minnesota Starvation Study.

Uno studio voluto e condotto, per motivi militari, dal fisico e biochimico americano più famoso della storia delle scienze della nutrizione: Ancel Keys.

Ebbene sì, il cosiddetto padre putativo della dieta mediterranea, quello dello studio dei sette Paesi, della trovata di prendere l'indice di Quetelet e farlo diventare indice di massa corporea, e della razione K per i soldati. Una persona che lavorava per le assicurazioni, i politici, i militari.

E che prese questo gruppo di robusti giovanotti tra gli obiettori di coscienza della Seconda Guerra Mondiale e li mise alla fame.

In pratica i volontari furono costretti a mangiare la metà di quanto avrebbero dovuto per i successivi sei mesi, al fine di studiare le risposte fisiologiche e psicologiche alla carestia alimentare.

Cosa accadde?

Ci vollero circa dieci mesi di dieta normale dopo l'esperimento perché i partecipanti tornassero al loro peso iniziale, dopo una breve fase di dieta ipercalorica.

Perché fecero una dieta ipercalorica dopo?

Perché passando da 3500 calorie a 1500 al giorno, con l'aggiunta di ore di camminate e lavoro nei campi, in sei mesi gli uomini del Minnesota Experiment si ridussero così[20].

---

[20] https://newleaf-nutrition.com/2020/04/09/minnesota-starvation-experiment/

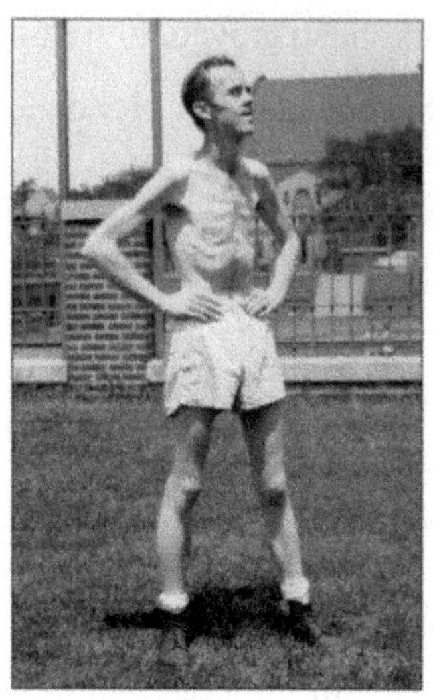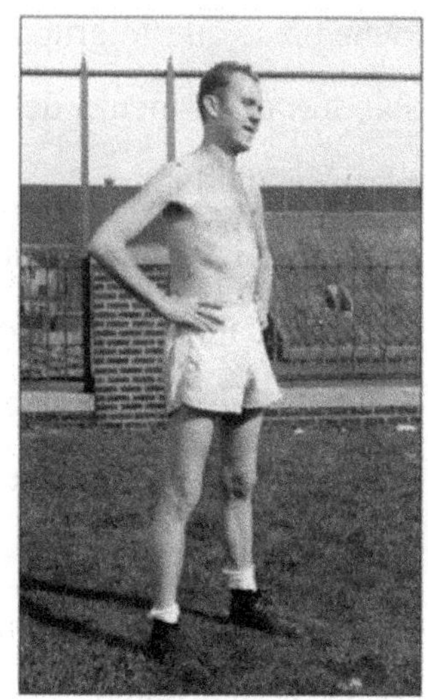

Ovviamente l'immagine a sinistra è alla fine dell'esperimento, quella a destra è alla fine della dieta ipercalorica. Nell'immagine di destra abbiamo un individuo nella norma, di cui però possiamo notare i muscoli ancora sottili e il ventre dilatato, i fianchi morbidi.

E vi ho messo l'immagine meno cruenta. Ne esistono alcune, come quelle in cui i poveretti leccavano i piatti, che sono disturbanti.

Quindi sì, dopo un esperimento simile che ti riduce all'immagine che vedi a sinistra, la dieta ipercalorica è necessaria.

Ma nonostante furono poi rifocillati, i volontari non tornarono al loro metabolismo iniziale, dato che il corpo aveva accumulato più grasso corporeo del dovuto, special modo addominale.

Va fatto notare inoltre che la carestia forzata aveva prodotto in questi uomini comportamenti molto lontani dalle loro personalità: tutti si interessarono alla cucina, ai libri di ricette e non facevano che parlare di cibo. Tutti, quando avevano la loro razione, centellinavano il cibo per farselo bastare.

E tutti dissero che fu un'esperienza traumatica, tanto che qualcuno dei volontari qualche anno dopo morì di infarto.

Il ritorno alla normalità vero e proprio, dal punto di vista del rapporto tra massa grassa e magra, si è avuto in questi uomini dopo più di un anno.

Un altro studio [21], in persone uscite da sei mesi di dieta drastica ma meno drastica del Minnesota Experiment, ha invece stabilito cosa accade a livello del metabolismo totale in chi fa una dieta ipocalorica per almeno 24 settimane. Ebbene, neanche dopo un anno di dieta normale il corpo ha torna a bruciare calorie come in precedenza, per le medesime attività.

In un altro studio, sono riusciti a individuare lo scarto del metabolismo totale dopo un anno di alimentazione normale da un periodo di restrizione, rispetto al metabolismo totale prima della restrizione: lo scarto era di 500 calorie in meno.

Cioè il corpo bruciava 500 calorie in meno rispetto a prima nonostante i partecipanti fossero tornati al peso di partenza.

Per cui la risposta è: **come vi siete comportati con il vostro corpo?**

---

[21] Weyer, Christian et al., "Energy metabolism after 2 y of energy restriction: the Biosphere 2 experiment" The American Journal of Clinical Nutrition, Volume 72, Issue 4, 946 - 953

Se venite fuori da almeno 6-8 mesi di dieta, neanche dopo un anno riuscirete ad avere il metabolismo che avevate prima della dieta; figuriamoci ad averlo più veloce di prima.

Ristabilire la salute del metabolismo a livelli ottimali è insomma un processo molto lungo, che richiede un'alimentazione sana ma non restrittiva, tanta pazienza e la volontà di ristabilire la propria salute prima del proprio rapporto con lo specchio.

Alcuni espedienti per migliorare da subito il metabolismo ve li ho già elencati. Ma chiaramente dovete essere voi a capire e a scegliere.

Un approccio più soft, sebbene estremamente lungo, è la già citata reverse diet. Se volete uscire dall'incubo della tendenza a ingrassare pur mangiando sempre di meno e uscendo da una dieta per poi farne un'altra, innanzitutto dovete essere molto motivati. Poi dovete aspettarvi delle variazioni di peso. Il vostro obiettivo è minimizzarle il più possibile senza rimettervi a dieta ma adattando il vostro corpo poco per volta a un'alimentazione normocalorica.

La prima cosa da fare è quindi avere un'idea precisa di quante calorie al giorno consumate, una volta che avete sondato la parte degli esami e fatto un check-up generale delle vostre condizioni di salute. Quindi fare delle analisi del sangue per capire se esistono carenze da correggere.

Fatto questo, dovete avere un'idea di quanto dovreste mangiare.

Per quanto riguarda le calorie giornaliere, esistono varie formule che potete usare per capire qual è il vostro fabbisogno calorico ideale. Ma queste possono darvi un numero che va preso come una stima di massima, non come qualcosa che dovete scolpire sulla pietra. Ogni persona è un caso a sé, quindi ci possono essere oscillazioni anche di duecento calorie. Tuttavia questo primo numero ci permette di avere un'idea di quanto cibo dovremmo consumare ogni giorno.

Se siete persone sovrappeso o obese, vi conviene utilizzare l'equazione di Mifflin St Jeor, una rivisitazione della vecchia Harris Benedict che si è rivelata la più precisa nelle persone con indice di massa corporea da normale a obeso.

La prima parte vi serve per calcolare il metabolismo basale. Il numero che otterrete va poi moltiplicato per il LAF, ovvero il vostro livello di attività fisica.

Mifflin St Jeor (1990)

1° passo: determinare il MB

Sesso femminile: (10 x peso in kg) + (6,25 x altezza in cm) - (5,0 x età in anni) - 161

Sesso maschile: (10 x peso in kg) + (6,25 x altezza in cm) - (5,0 x età in anni) + 5

2° passo: moltiplicare il numero di MB per il fattore di attività appropriato

Sedentario - MB X 1,2 (poco o nessun esercizio fisico, lavoro d'ufficio)

Leggermente attivo - MB X 1,375 (esercizio fisico da 1 a 3 giorni alla settimana)

Moderatamente attivo - MB X 1,55 (esercizio fisico da 3 a 5 giorni alla settimana)

Molto attivo - MB X 1,725 (esercizio fisico da 6 a 7 giorni alla settimana)

Estremamente attivo - MB X 1,9 (esercizio fisico 2 volte al giorno)

Se invece siete di corporatura media tendente alla magrezza, l'equazione di Harris Benedict è un buon punto di partenza.

Uomini: MB = 66,47 + (13,75 x peso in kg) + (5,00 x altezza in cm) - (6,75 x età in anni)

Donne: MB = 655,09 + (9,56 x peso in kg) + (1,84 x altezza in cm) - (4,67 x età in anni)

A questo punto avete ottenuto il metabolismo basale (MB).

Ora, di nuovo, il fattore ottenuto va moltiplicato per il livello di attività fisica.

Sedentario: trascorre la maggior parte del tempo libero e del lavoro seduto o in piedi, con pochi movimenti del corpo (ad es. guardare la TV, usare il PC, leggere ecc.).

- MB x 1,45

Poco attivo: svolge soprattutto attività sedentarie nel tempo libero e durante il lavoro, con qualche richiesta di camminare. Occasionalmente pratica attività fisiche moderate (1-3 volte a settimana).

- MB x 1,60

Attivo: svolge quotidianamente nel tempo libero attività fisiche da moderate a vigorose di almeno un'ora, oppure pratica lavori il cui dispendio energetico è superiore allo stile di vita poco attivo.

- MB x 1,75

Molto attivo: svolge quotidianamente nel tempo libero attività fisiche vigorose di almeno 2 ore, oppure pratica per diverse ore lavori il cui dispendio energetico è superiore allo stile di vita attivo.

- MB x 2,10

Se prendo me a esempio, essendo magra sceglierò la seconda equazione, impostando come livello quello attivo.

Questo perché è vero che mi alleno tutti i giorni per due ore, ma è anche vero che il mio lavoro mi costringe a stare diverse ore seduta, per il resto del tempo sto in piedi.

Il risultato è stato 2187 calorie.

E io in effetti ne consumo 2200 per mantenere un peso di circa 52 chili. Quindi come vedete la mia "realtà" è di cento calorie e poco più rispetto all'equazione, ma è un errore di meno del 5%.

Una volta che abbiamo avuto un'idea generale del nostro fabbisogno calorico totale, chiediamoci quante calorie consumiamo ogni giorno. Se non sappiamo calcolare le calorie, possiamo continuare a mangiare come al solito ma utilizzando una app (non barate sul peso degli alimenti). Questo per almeno una settimana, compreso il week end.

Chi lo sa, magari esce fuori che il problema non è un metabolismo rallentato, ma che mangiamo di più rispetto a quello che crediamo. Può darsi.

In questo caso seguiamo le regole elencate sopra: eliminiamo qualche alimento che non è amico del metabolismo, cerchiamo di evitare pasti principali sia con alti carboidrati che con alti grassi, variamo l'attività fisica, cerchiamo di capire se abbiamo delle sensibilità digestive e delle carenze, proviamo a ridurre i livelli di stress. Ma non rimettiamoci a dieta drastica.

Se invece esce fuori che dopo una settimana di auto-monitoraggio delle calorie, stiamo mangiando molto di meno rispetto alla stima, per esempio mangiamo 1400 calorie ma dovremmo consumarne 2100, allora le regole di buon senso pro-metaboliche non bastano. Dobbiamo alzare le calorie. O fra dieci anni finiremo per mangiare 1200 calorie per mantenere il povero peso che ci portiamo dietro. Aumentando i nostri livelli di infelicità.

E come dicevo, in questo caso si può cercare di ridurre il danno con la reverse diet. Mettendosi però in testa che se abbiamo maltrattato il nostro corpo per anni non possiamo pretendere che in un mese la situazione si ribalti.

Che cos'è la reverse diet?

Si tratta di un concetto ben noto nell'industria del fitness e del bodybulding in particolare, per ovviare ai problemi degli atleti che seguivano allenamenti ferrei e diete restrittive per le competizioni sportive. Letteralmente, significa fare un'inversione della dieta, arrivando a incrementare di poche calorie (in genere si parte dalle 50 giornaliere preferibilmente da carboidrati; se siete sportivi, c'è una precisa ripartizione dei macronutrienti carboidrati/grassi che potete seguire, ma che non è la stessa per tutti: c'è chi dice di aumentare giornalmente di 20 grammi di carboidrati, chi dice di aumentare di carboidrati e grassi) il nostro tetto calorico giornaliero. Vediamo come farla.

Come fare la reverse diet?

Semplice, aggiungendo 50 calorie al giorno a quanto (poco mangiamo) per sette giorni: dall'ottavo giorno in poi, al posto di 50 calorie in più saranno 100 in più.

Se facciamo una dieta da mille calorie e ci riconosciamo nei sintomi sopra descritti del danno metabolico, in 4 settimane dovremmo arrivare all'incirca a 1200 calorie giornaliere. In 8 settimane a 1400. A seconda del nostro problema, può convenire aumentare di 100 calorie giornaliere da subito a settimana (se per esempio mangiamo molto poco) al posto di 50. Si continua ad aumentare fino a raggiungere il nostro fabbisogno metabolico totale. Vi conviene usare un calcolatore online, ma tenete conto che in media si tratta di 1800/2000 calorie per le donne e 2500 calorie per gli uomini.

Ora, il punto che mi preme di farvi capire è che non sono solo gli sportivi e i bodybuilder a doversi preoccupare di fare una reverse diet.

La reverse diet infatti è una cosa che tutte le persone che stanno a dieta da molto tempo e sospettano un danno metabolico dovrebbero assolutamente fare. Il rischio infatti è quello di assistere a un progressivo peggioramento dei sintomi: digestione sempre più debole, livelli sempre più alti di stress, problemi di tiroide e ciclo nelle donne, fame nervosa, ossessione per il cibo.

Distinguiamo qui due situazioni in cui si applica di norma la reverse dieti:

– una reverse diet temporanea, tipica dei body builder, in associazione a una full break diet: in questo caso si arriva, come spiegò per primo Lyle Mc Donald, da uno stato dietetico restrittivo a uno stato normocalorico (eucalorico). Una volta che torniamo a mangiare quando dovremmo per stare nel nostro peso, si può decidere dopo qualche settimana di riprendere un percorso dietetico di ipocalorica. Questo è un modo di vedere la reverse diet come fase di un lavoro più ampio, per esempio di ricomposizione corporea, dieta ciclica, eccetera.

– una reverse diet pura e semplice, non finalizzata a una nuova dieta né a un break dietetico, come nel mio caso, e come hanno poi suggerito alcuni nutrizionisti, che lo attuano nella pratica con persone che non c'entrano nulla con il modo "professionista" del fitness.

Lo scopo di questa particolare forma di reverse è quello di uscire definitivamente dalle diete. Non stare mai più a dieta dimagrante e ipocalorica, a parte piccoli periodi di compensazione. Mangiare per la salute, vivere in salute. Finalizzata a chi ha problemi alimentari, è come un totale reset del corpo. Si può stare in salute mangiando in modo appropriato e poi allenandosi o tenendosi attivi, ma senza tornare a tagliare le calorie e a vedere i cibi come amici o nemici. Anche nel mondo del fitness c'è chi ha scelto questa soluzione senza tornare alla dieta ciclica.

Questa seconda applicazione è quella che mi interessa spiegarvi: significa aumentare le calorie gradatamente fino ad arrivare a mangiare esattamente quando il nostro fabbisogno calorico giornaliero, quindi secondo il nostro metabolismo totale.

Dopodiché, bisognerebbe aspettare almeno un anno per uscire completamente dagli effetti del danno metabolico, ma alcune persone hanno documentato di averci messo anche più di un anno. Il risultato è quello di tornare a mangiare come una persona normale, tornare ad avere un buon metabolismo e un miglioramento significativo della salute già entro il primo mese, tornare ad avere dopo qualche mese un rapporto sempre più sano e istintivo con il cibo.

Secondo Chris Sandel, nutrizionista, alcuni dimagriscono, ma in generale si prende massa grassa in concomitanza a quella magra.

Non tanto quanto si può supporre, proprio perché il metabolismo aumenta e il corpo inizia a spendere energie in cose in cui prima appariva letargico: non si diventa delle balene. Questo perché l'introduzione programmata di poche calorie per volta serve per far abituare il corpo poco per volta a un introito calorico maggiore. Il peggio che può capitare è prendersi tre chili o quattro, che per mia esperienza si smaltiscono con il tempo, dopo uno o due anni.

Alcune persone non prendono peso. Altre lo perdono direttamente.

La risposta è soggettiva.

Se provate paura alla sola idea di introdurre calorie pur sapendo di averne bisogno, allora forse potete abbinare i nostri tentativi di tornare a un'alimentazione decente a un percorso psicoterapeutico idoneo. Non perché abbiate un disturbo alimentare, ma certo la paura di mettere peso va affrontata se blocca il vostro percorso di salute e miglioramento della vita.

Un ulteriore trucco può essere, senza tuttavia esagerare con le pause, di aumentare le calorie di 50 al giorno in media (non 50 in più lunedì e 100 in più martedì, ma se partite da 1400 calorie allora saranno 1450 per la prima settimana di reverse, 1500 per la seconda e così via) per le prime 4 settimane. Poi rimanere con quelle calorie raggiunte per 2 o massimo 3 settimane senza aumentare ulteriormente. Poi fare altre 4 settimane di reverse. Di nuovo pausa con le calorie raggiunte. E così via.

Una reverse diet dura di norma qualche mesetto. Questo è perfettamente normale.

Una volta che abbiamo raggiunto la quota calorica ottimale, dobbiamo mantenerla per almeno un anno prima di fare piccoli aggiustamenti, in positivo o negativo.

In questo modo, l'aumento di peso, quando si presenta, è contenuto. Una volta arrivati al fabbisogno ideale per la nostra età, il nostro peso, il nostro genere sessuale e il nostro livello di attività fisica, possiamo pensare a un'attività volta a migliorare la massa muscolare.

Immaginate però la soddisfazione di avere un corpo sano e in forma, più di un anno prima, arrivando a mangiare anche il doppio di prima. Senza la paura di un'uscita in pizzeria. Senza lo spauracchio delle calorie. Con una digestione migliore, un umore stabile, una temperatura corporea più alta, uno stress minore, una salute migliore.

Veniamo invece al caso di persone che scoprono, monitorandosi, di mangiare più di quanto credevano. Anche questo è normalissimo.

Vi consiglio, anzi, vi riconsiglio, di seguire le regole pro-metaboliche, e aggiustare i piccoli problemi di salute e poi cercare di capire quali sono le cose che potete migliorare a tavola per ridurre le calorie e arrivare al fabbisogno per il vostro peso ideale.

Se proprio questo non dovesse bastare, dopo un paio di mesi in cui le nuove regole sono diventate un'abitudine, possiamo ridurre le porzioni. Sempre parlandone prima con il medico curante.

In tutti i casi, ricordatevi la storia di quegli abitanti della Cina. Se mangi di meno bruci di meno. Ma non hai un peso minore, se non sul breve termine.

COME VELOCIZZARE IL METABOLISMO CON LA DIETA SE HAI PROBLEMI DIGESTIVI.
Ovvero come migliorare la digestione

Noi facciamo il grosso errore di pensare alla giusta alimentazione come qualcosa che è valido per tutti. Purtroppo non è così.

A meno di non impiantarsi dei batteri, noi non abbiamo la stessa diversità batterica nell'intestino.

Avrai sentito parlare di batteri buoni e batteri cattivi, ma come per il discorso del metabolismo, spesso si semplifica questo passo. Ci sono milioni di batteri, ma non è detto che tu li abbia tutti. Dunque anche se esistono alimenti che in teoria sono sani, nella pratica devi capire che magari quelli non sono gli alimenti per te, se ti causano gonfiore, costipazione o coliche, irritabilità, spasmi eccetera. Per migliorare la digestione, la prima cosa da fare è masticare a lungo i cibi, di modo da scindere il più possibile le parti del cibo e fare lavorare gli enzimi della saliva che causano una pre-digestione.

La seconda cosa da fare è tenere un diario intestinale per qualche settimana.

Fai una dieta molto blanda come questa per 7 giorni [22], poi introduci un alimento nuovo ogni tre giorni. E annoti quello che avviene a livello intestinale. Prova anche ad annotare se ti fa lo stesso effetto

---

[22] https://dcomedieta.com/dieta-per-intestino-infiammato-la-dieta-blanda/

mangiandolo da solo o in associazione ad altri cibi o in particolari momenti della giornata. Lo so, è una fatica, ma ti giuro che funziona.

E una volta che avrai fatto questo non vedrai solo la perdita di gonfiore, ma la scomparsa progressiva di tanti piccoli sintomi che in realtà erano la conseguenza di una digestione compromessa. Digestione e metabolismo sono connessi. Se io non digerisco bene il mio corpo non ottiene i nutrienti di cui ha bisogno.

Mangiare in modo più nutriente

Per velocizzare il metabolismo devi mangiare meglio (cioè come hai visto seguendo la tua digestione) e devi scegliere alimenti che ti danno dei nutrienti. Tutti gli alimenti in generale danno nutrienti, però lo capisci da te che, senza fare demonizzazioni, lo zucchero bianco è solo zucchero, miele e frutta no. Che c'è una differenza abissale tra il formaggio spalmabile del supermercato e una porzione di asiago.

E che esistono degli additivi nei cibi di cui il tuo corpo farebbe volentieri a meno. Dunque la terza cosa che devi fare è fare attenzione alle etichette dei prodotti che compri, o scegliere alimenti che non hanno etichette. La carne è carne. La frutta è frutta. Una buona ricotta non contiene né acido citrico né acido lattico. Molte persone che mi hanno scritto si dicevano convinte di non potere consumare il latte. Cambiando tipo di latte si sono accorte che il problema non era nel latte in sé, ma nella qualità di quel latte.

Quindi il cibo che metti alla bocca deve essere: nutriente, semplice e il più possibile di qualità.

L'uovo buono ha un tuorlo arancione, non giallo paglierino. La frutta ha una sua stagionalità e se tu che vivi in Italia la compri dal Sudamerica qualche problema te lo devi porre su quando e come è stata raccolta. La pigrizia alimentare è nemica del metabolismo. Prima capisci che devi lavorare su queste cose e prima risolverai i tuoi problemi.

Evitare le diete senza grassi o senza carboidrati, ma capire anche che esistono delle differenze

Una dieta sana ha bisogno di carboidrati, grassi e proteine, su questo non ci piove. Ma è anche vero che un ulteriore spunto che posso darti è di andare a vedere come mangiava la gente non dopo la guerra, ma più di un secolo e mezzo fa. Ci sono persone che sono dimagrite in modo impressionante andando a spolverare vecchie ricette di inizio Novecento. Quindi al posto di fare diete che eliminano carboidrati o grassi, io penserei al tipo di carboidrati e al tipo di grassi, semmai, facendo il confronto tra la dieta di oggi e la dieta di un tempo.

Perché di fatto un tempo erano tutti più magri.

Se finora hai pensato all'attività fisica come quella cosa che ti farà bruciare calorie, hai sbagliato.

Non devi (solo) bruciare calorie, anzi a te delle calorie perse con l'attività non deve importare. Devi migliorare la tua massa magra. Le tue prestazioni. La tua mobilità. La tua forza. Senza fare ore di attività ogni giorno, perché se anche facessi due ore di palestra al giorno ma per il resto del tempo sei seduto su una sedia, sei sempre sedentario.

Quindi se vuoi bruciare più calorie anziché puntare sull'attività fisica che brucia più calorie scegli qualcosa che migliori i parametri che ti ho detto, e stai semplicemente meno tempo seduto. In questo modo: ti stressi meno, eviti di fare l'allenamento sbagliato, e quello che mangi finisce nel posto giusto anziché allargarti il girovita.

Nell'ultima parte ti offro uno specchietto riassuntivo di tutte le regole affrontate in questo libro.
Alla fine, avrai un piano dietetico di compenso da uno a tre giorni, ideale da seguire per tutte quelle volte che ti può capitare di mangiare fuori. Ma anche prima o dopo i giorni di festa.
Ti lascio quindi con un recap generale delle informazioni più importanti, ma spero che questo viaggio nel mondo del metabolismo ti abbia dato qualche spunto per riflettere, per decidere di ripartire da te e valorizzare la qualità della tua vita e la tua salute.

OTTAVA PARTE.

RIASSUMO QUI TUTTE LE REGOLE PRO-METABOLICHE CHE HAI TROVATO NEL LIBRO.

1. Evita i pasti misti in cui si verifica un eccesso di carboidrati e grassi insieme.

2. Semplifica i pasti: quando mangi carboidrati riduci significativamente i grassi.

Per esempio non più di un cucchiaino di olio o burro.

3. Concentra la maggior parte dei carboidrati (cereali, frutta, pane, pasta, riso, pizza, patate, carote, altri tuberi, pseudo-cereali, legumi) di giorno, quando tramonta il sole riduci i carboidrati e prediligi proteine e un po' più di grassi.

4. Fai attività fisica (variandola spesso). E cammina.

5. Prediligi pasti piccoli e frequenti, special modo se hai problemi digestivi.

6. Ciclizza la dieta secondo le calorie. Ovvero, se ti capita di mangiare un po' di più un giorno, fai un giorno di dieta ipocalorica di compenso.

7. Riduci drasticamente il consumo di olii vegetali che contengono omega6. Leggi le etichette ed evita ogni prodotto che ha questo genere di olii. Prediligi olio extravergine di oliva, poco burro e olio di cocco.

8. Non acquistare integratori di omega3. Invece, mangia pesce fresco.

9. Fai attenzione agli alimenti gozzigeni.

10. Non mangiare in particolare i seguenti alimenti proteici: soia, pollame, formaggi molto stagionati, stoccafisso o merluzzo o baccalà, pancetta e altre parti grasse del maiale, alga spirulina, albumi, prodotti con latte in polvere.

11. In generale, non esagerare con le proteine. Evita totalmente i prodotti proteici, fit e light.

12. Stai alla larga dalle diete senza carboidrati.

13. Tieni un diario alimentare.

14. Consuma alimenti della tua zona, evita cibi che hanno subito modificazioni o trasporti lunghi, consuma cibo più naturale e nutriente.

15. Riduci lo stress.

Integrazione consigliata al mattino: cromo picolinato e acido alfa lipoico/schisandra

Dopo colazione: una compressina di lievito.

Per allenamento: carnitina.

Integrazione consigliata la sera.

D'inverno, due giorni a settimana, un integratore di vitamina D3 se si sospetta carenza o insufficienza.

Una capsula di magnesio. Glicina in polvere (un cucchiaino) o in capsule.

NONA PARTE

DIETA IPOCALORICA DI COMPENSO
SCHEMA DA UNO A TRE GIORNI DA CIRCA
1200 CALORIE

Uno schema indicativo che non è rigido e può servire se abbiamo in programma un pranzo o una cena impegnativa, un giorno di festa ecc.

Un giorno di dieta di compenso va bene per un giorno di alimentazione ipercalorica e così via.

La dieta di compenso non deve durare più di tre giorni.

In alternativa, se il week end mangiamo un po' di più sia sabato che domenica, potete valutare due giorni di dieta a settimana non consecutivi da fare abitualmente.

Colazione: acqua.

125 grammi di yogurt bianco zero grassi con un cucchiaino di miele e una banana a pezzi.

In alternativa 50 grammi di pane con due cucchiaini di marmellata.

In alternativa 200 ml di latte scremato o di avena, due cucchiaini di zucchero di canna, due pacchi di pavesini o 40 grammi di fiocchi di mais.

Caffè o tè senza zucchero (oppure mettete il caffè nel latte).

Spuntino: 200 grammi di prugne fresche/pesca/pera o una spremuta d'arancia .

Pranzo: 300 grammi di minestrone con legumi e patate con un cucchiaino di olio.

Alternativa: 250 grammi di carote con aceto balsamico o di mele e un cucchiaino di olio + 200 grammi di fiocchi di latte o 180 grammi di fagioli corona.

Alternativa: 40 grammi di pasta integrale con 300 grammi di zucchine, un cucchiaino di olio o burro, 150 grammi di pisellini primavera, menta o prezzemolo.

Merenda entro le 5: 5 mandorle + 50 grammi di frutta.

Cena*:*

100 grammi di bresaola, rucola in abbondanza, 15 grammi di scaglie di parmigiano, un cucchiaino di olio, succo di limone. 250 grammi di spinaci con un cucchiaino di olio o burro.

100 grammi di mela o pera cotta.

Alternativa: insalata di 100 grammi di tonno al naturale, 250 grammi di pomodori, un cucchiaino di olio. 300 grammi di scarola saltata in padella con un cucchiaino di olio o burro (in alternativa spinaci).

10 grammi di cioccolato fondente o al latte.

Alternativa: 250 grammi di fagiolini lessi con un uovo sodo e un cucchiaino di olio oppure con 100 grammi di ceci e un cucchiaino di olio. 150 grammi di yogurt intero greco bianco con un cucchiaino di mandorle a lamelle e una punta di miele.